健康ライブラリー　イラスト版

胃がん

完治をめざす最新治療ガイド

がん研有明病院副院長
消化器センター長
佐野　武 監修

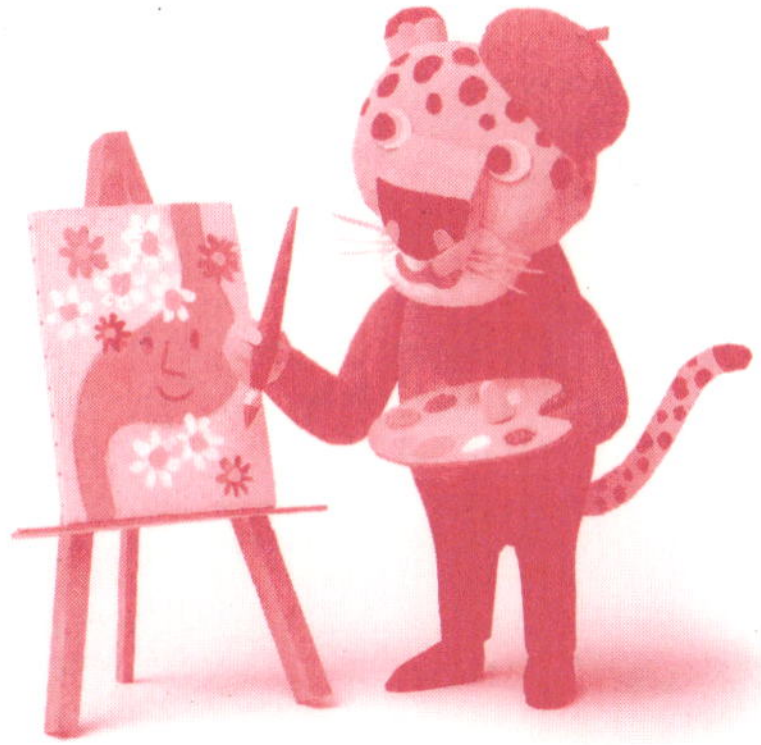

講談社

まえがき

かつて世界中で最も多いがんは胃がんでした。ナポレオンも徳川家康も胃がんで倒れたようです。ところが五〇年くらい前から、世界中で胃がんがどんどん減りはじめました。日本では胃がん検診が普及し治療も充実していますから、胃がんで亡くなる人が減るのは当然と思えますが、じつは何も努力していない国々でも胃がんは減っていて、「計画外の勝利」などと呼ばれています。どうやらピロリ菌の減少が関係しているようですが、くわしい理由はわかっていません。

とはいえ、胃がんはまだまだ多い病気で、特に人口の高齢化が急速に進んでいる日本では毎年十万人くらいの新しい患者さんが見つかります。胃がんは早期に発見されればちゃんと治る病気ですから、「早く見つけて上手に治す」を合言葉に、きちんと検診を受けたいものです。

胃がんの治療の中心は手術です。ただし、目に見えるがんの部分だけをくり抜くような手術では不十分で、胃の周りのリンパ節とともに、一見正常と思える部分を含めて広く切除します。医師から「胃を三分の二とる」とか「胃を全部とる」などと説明されると、その後の生活はいったいどうなるのだろうと不安になることでしょう。確かに胃の手術後は食生活に苦労します。でも、胃が本来どういう働きをしているのかをしっかり理解し、それを補うにはどう食べればよいかがわかれば、怖いものはありません。いろいろと注意は必要ですが、仕事もスポーツも、十分もとどおりに続けられるのです。

胃がんは、放っておけば生命にかかわる病気ですから、医師が治療に当たって最も重視するのはまず「命を救うこと」です。もし十分治る早い段階で見つかったとすると、次は「胃の働きをなるべく残す」ことを考えます。そして本当に初期のものが見つかれば、胃をそっくり残して、胃カメラでがんの部分だけ取り除くことも考慮します。どの段階の胃がんにどのような治療法を選択するか、担当医と十分に話し合うことが大切です。

本書では、胃の働きのこと、手術の方法、術後の食生活の注意点などをまとめてあります。患者さんやご家族にとって、胃がんを理解して胃がんと付き合うために役立つ一冊となれば幸いです。

がん研有明病院副院長・消化器センター長
佐野 武

胃がん
完治をめざす最新治療ガイド

もくじ

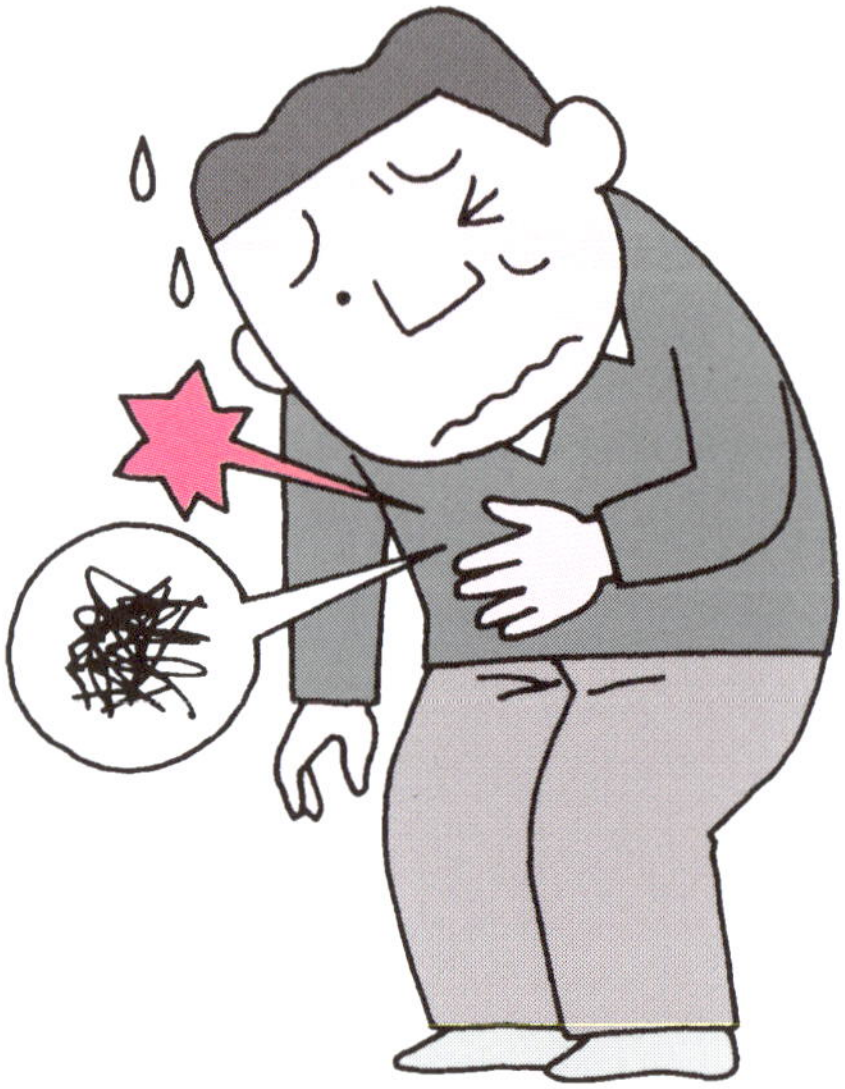

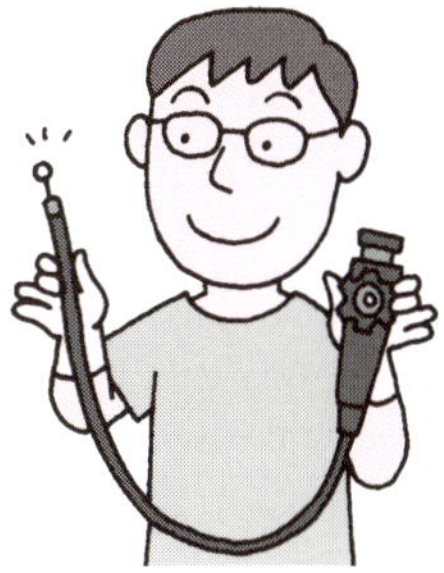

2 治療の中心は手術による胃の切除

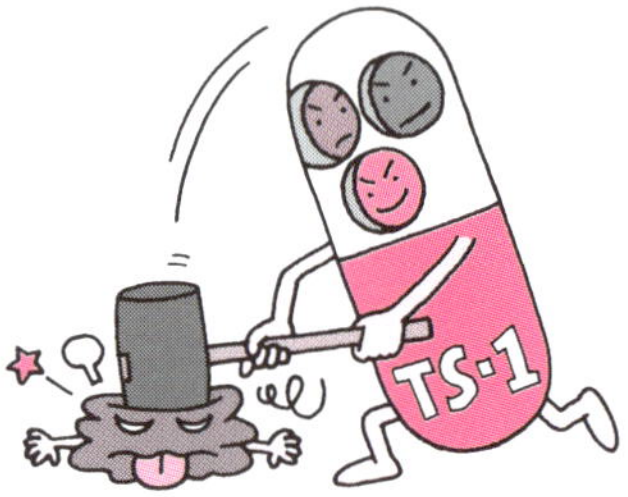
TS-1

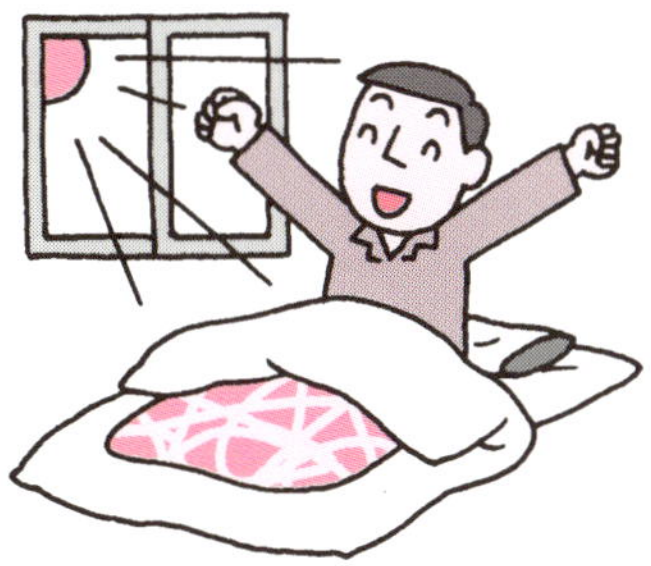

巻頭チェック

胃がんのこと、どこまで知っている？

胃がんと診断されたとき、あるいは胃がんが疑われるとき、きっと不安でいっぱいのはずです。しかし、その不安は誤った知識や先入観によるものかもしれません。以下の質問で正しいと思うものに○、間違っていると思うものに×をつけ、知識の再チェックをしてみてください。

1 胃がんの患者数は、最近ではかなり減っている □

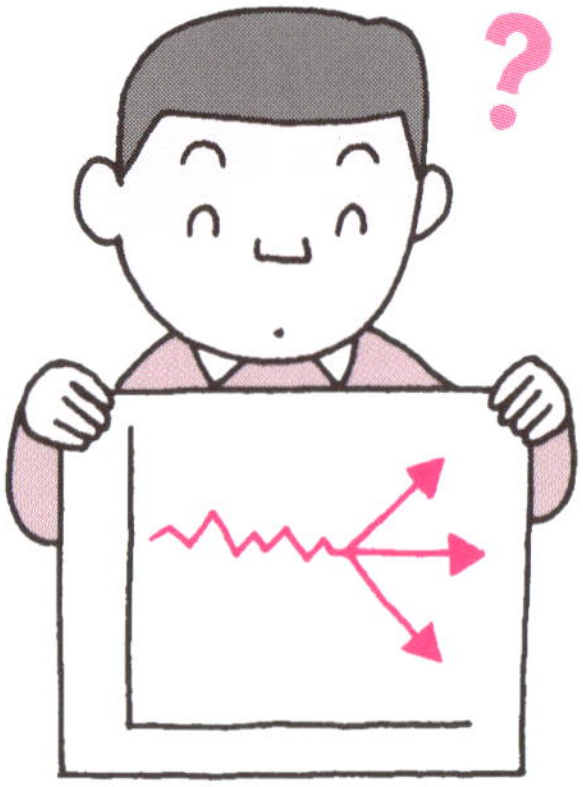

2 胃がんは早期なら症状はあまりない □

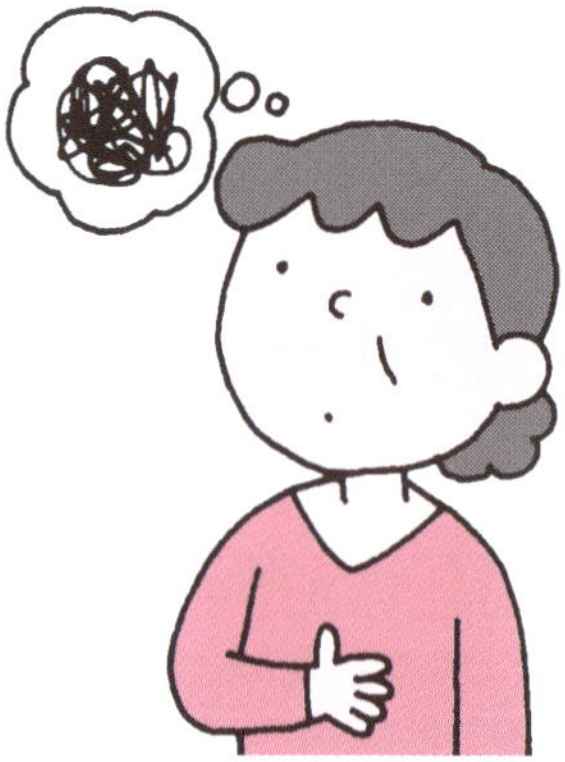

3 ピロリ菌の除菌をすれば、胃がんにはならない □

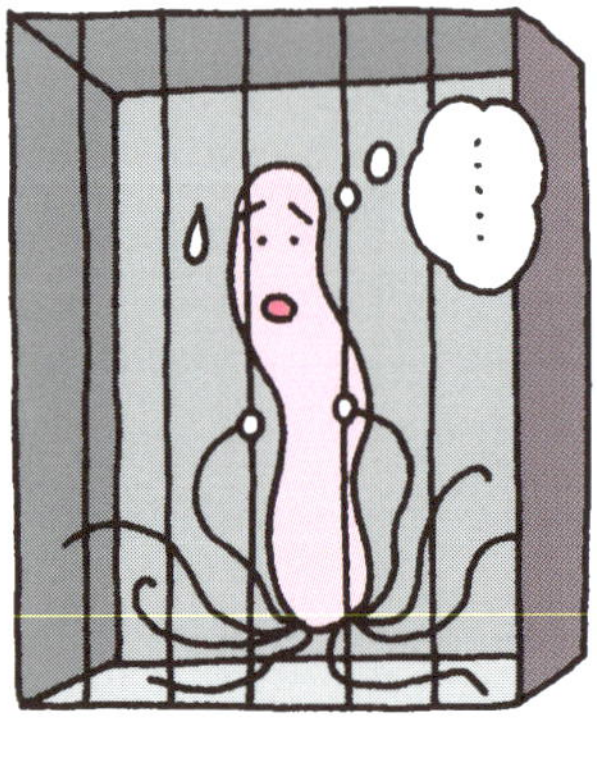

4 エックス線検査より血液検査のほうが発見できる □

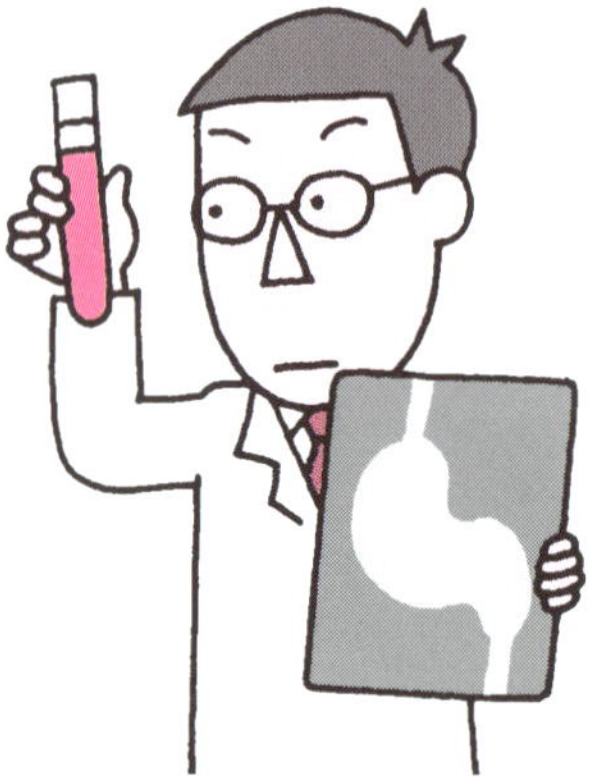

5 早期なら内視鏡的治療で完全に治せる □

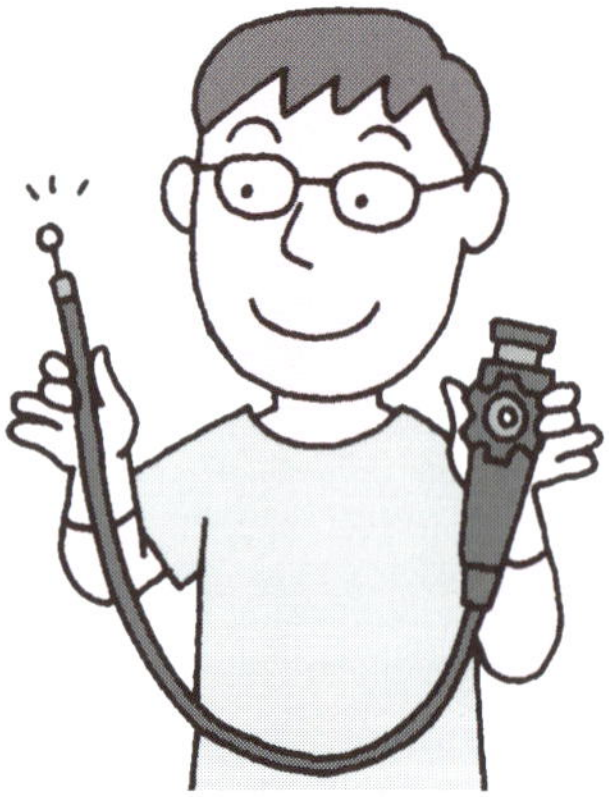

6 進行した胃がんは胃を全部取るしかない □

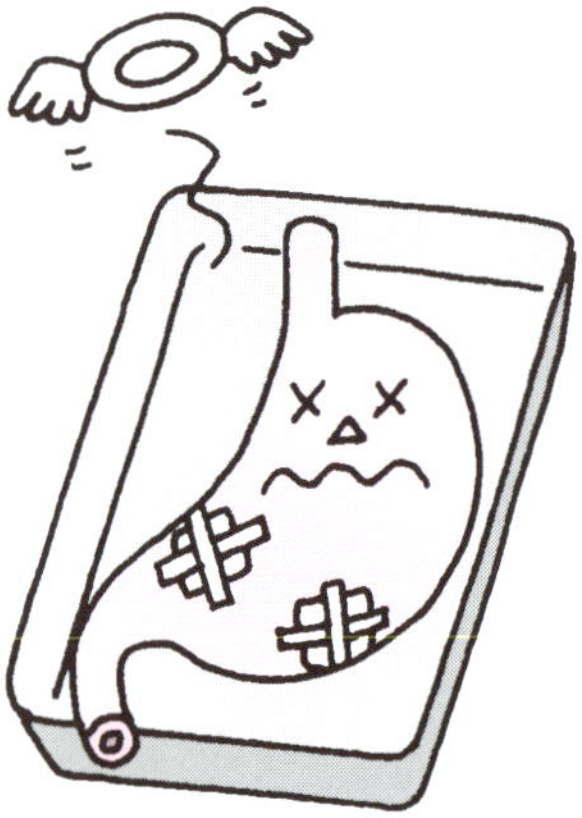

7

早期の胃がんなら抗がん剤だけで治療できる

□

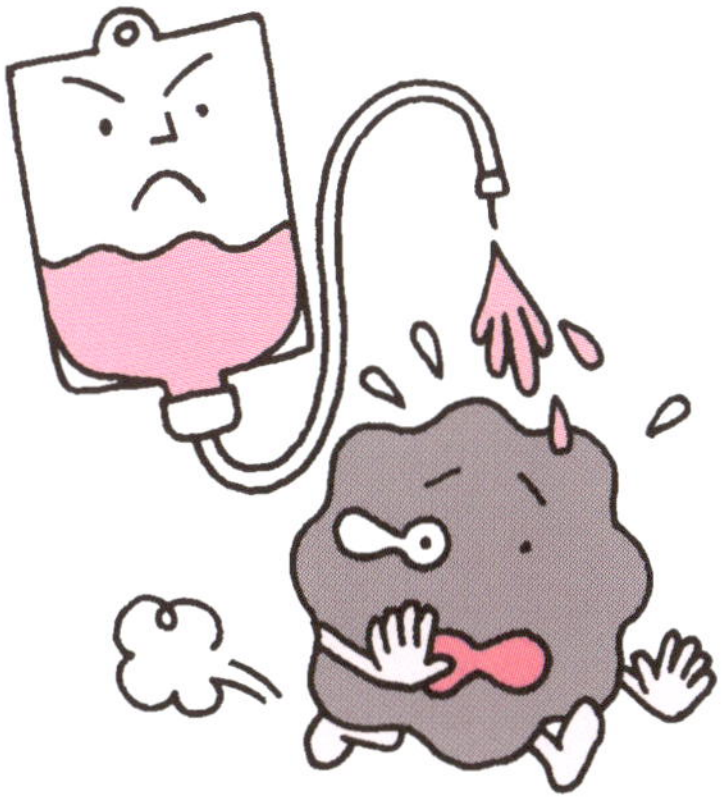

8

手術でがんを十分に取れても抗がん剤を使うことがある

□

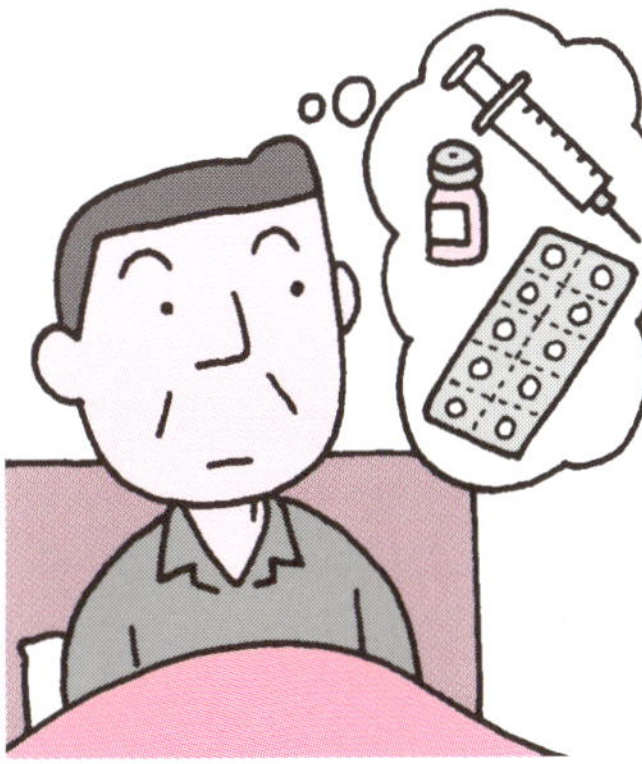

9

胃の切除後もなんでも食べてかまわない

□

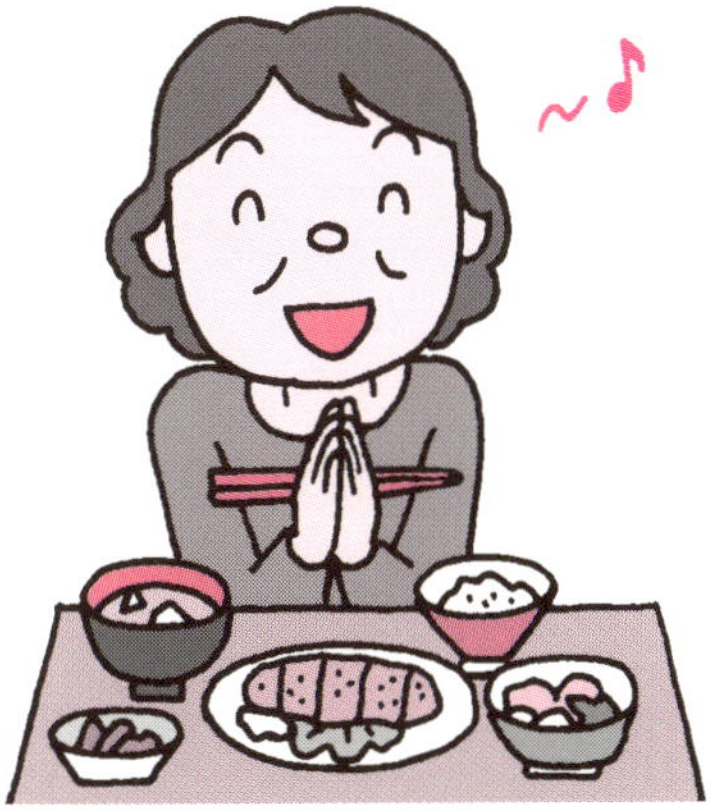

10

胃を取った影響で貧血や骨粗鬆症《こつそしょうしょう》になることがある

□

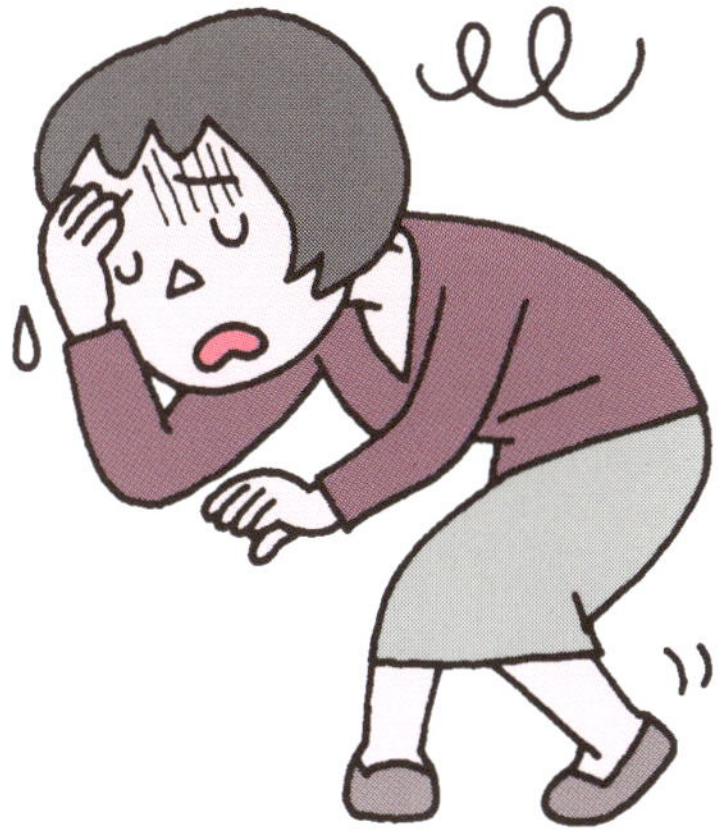

11

胃を取ったら、お酒を飲んではいけない

□

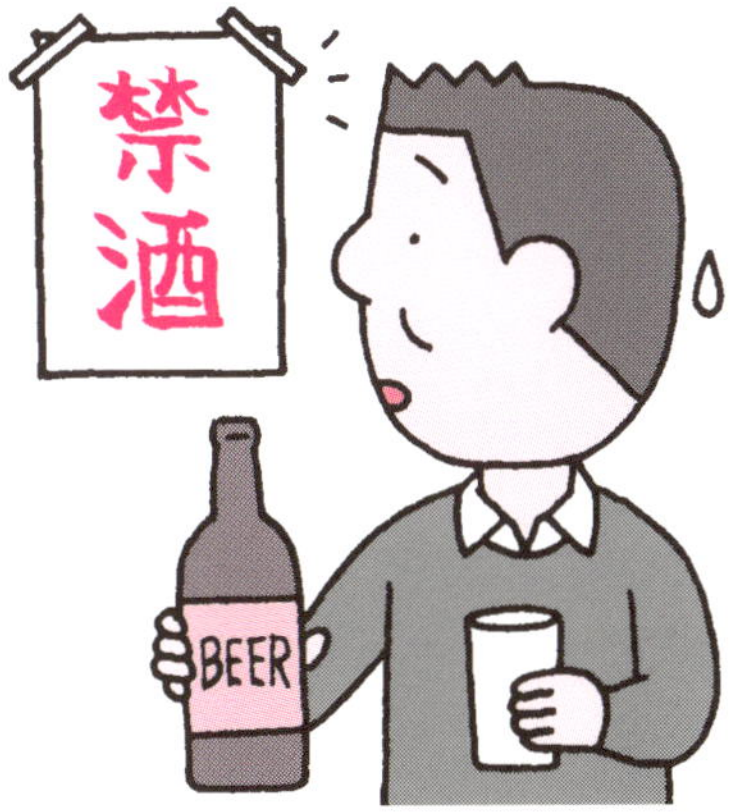

12

再発したら、すぐに手術する必要がある

□

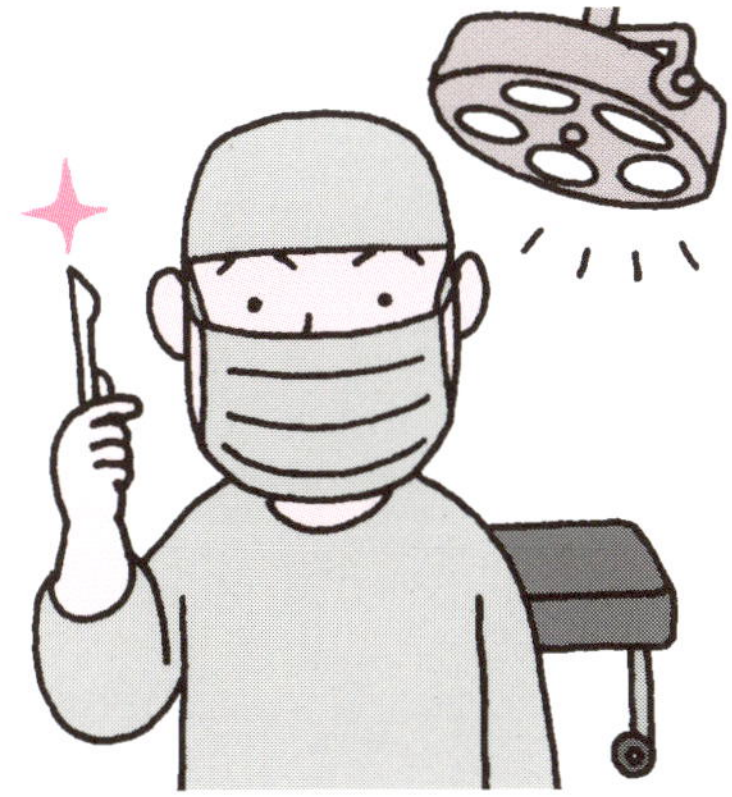

解答・解説は次ページ

解答と解説

1 ×
胃がんにかかる人の数は横ばいです。男性は一位、女性は乳がん、大腸がんに次ぎ三位となっています。しかも男女合計では一位となっており（二〇一一年）、現在でも胃がんは患者数の多いがんです。

2 ×
症状から胃がんの進行度を知ることはできません。早期がんでも人によっては症状が強く現れることがありますし、かなり進行した胃がんでも症状がほとんどないこともあります（→P10）。

3 ×
ピロリ菌は胃がんの発生に影響する重要な要因で、除菌が胃がんのリスクを下げるかどうかの研究が進められています。しかし、除菌で予防できるか、まだ結論が出ていません（→P14）。

4 ×
エックス線検査は胃がんの疑いがある人をみつける検査です。胃がんがみつかることもあります。血液検査では胃がんをみつけることはできません。胃がんのリスクが高い人をみつける検査です（→P12）。

5 ○
ごく早期のがんで、転移の心配がなければ、内視鏡を使って胃がんの病巣を取り除くことで完治が期待できることもあります（→P32）。しかし、胃を切除する手術が必要な人もいます。

6 ×
胃をどのくらい切除するかは、がんができている部位や広がり方、転移の有無などによって判断します。進行がんであっても胃の一部分を残して手術ができる場合もあります（→P36）。

7 ×
現在の抗がん剤には、それだけで胃がんを治す力はありません。早期胃がんでも、手術で切除するのがベストです。早期なら抗がん剤だけでよく、手術しないですむということはありません（→P28）。

8 ○
中等度（ステージⅡ、Ⅲ）では、手術でがんを取りきれた場合、術後に抗がん剤を使用すると再発率が下がることがわかっているので、念のため、抗がん剤を使用します（→P52）。

9 ○
手術で胃を取ったからといって、絶対に食べてはいけない食品はありません。柿のように要注意の食品はありますが、よくかみ、食べ方や食べる量に注意すれば、問題はありません（→P78）。

10 ○
赤血球に必要な鉄の吸収が悪いなどの影響で貧血になりやすく、カルシウムの吸収低下による骨粗鬆症のリスクも高まります（→P86）。

11 ×
胃を切除すると、飲んだお酒がすぐに小腸に流れ込むことから、アルコールの吸収が早まります。そのため、酔いやすくなるので控えめにしたほうが安心です（→P79）。

12 ×
胃がんの切除手術の後、再発がみられたときの治療は、抗がん剤による化学療法（→P56〜63）が中心となります。再手術をするのはまれといえます。

いかがでしたか？　思い込みや誤った情報は不安を増すもとになります。では、さらに胃がんを治すための正しい知識をこれから学んでいきましょう。

1

胃がんをよく知ることから始めよう

胃の働きやしくみについて、知っているようでいて、
じつはよくわかっていないことが多いものです。
胃がんの治療を受けるにあたり、胃の働きのこと、
そして胃がんについて理解するのが先決です。
そのうえで、どう対処していくのかを
医師や家族といっしょに考えていきましょう。

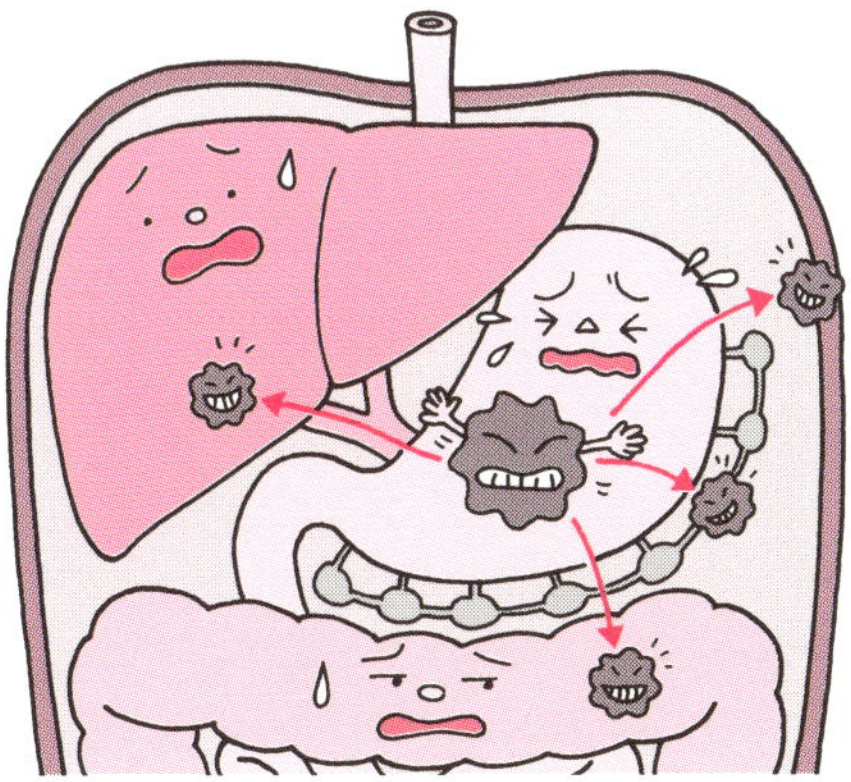

症状

胃の不調で受診してみつかるケースが多い

胃がんと診断されたとき、「あの症状は胃がんのせいだった?」と思う人がいる一方で、「え? なんともなかったのに」と驚く人もいます。はたして、胃がんには特有の症状はないのでしょうか?

みつかったきっかけは胃の不調

胃がんがみつかった経緯で多いのは、なんらかの不調があって検査を受けた結果というパターンです。胃がんに特徴的な症状はありませんが、早期発見のためには異常を感じたら、すぐに検査を受けることが大切です。

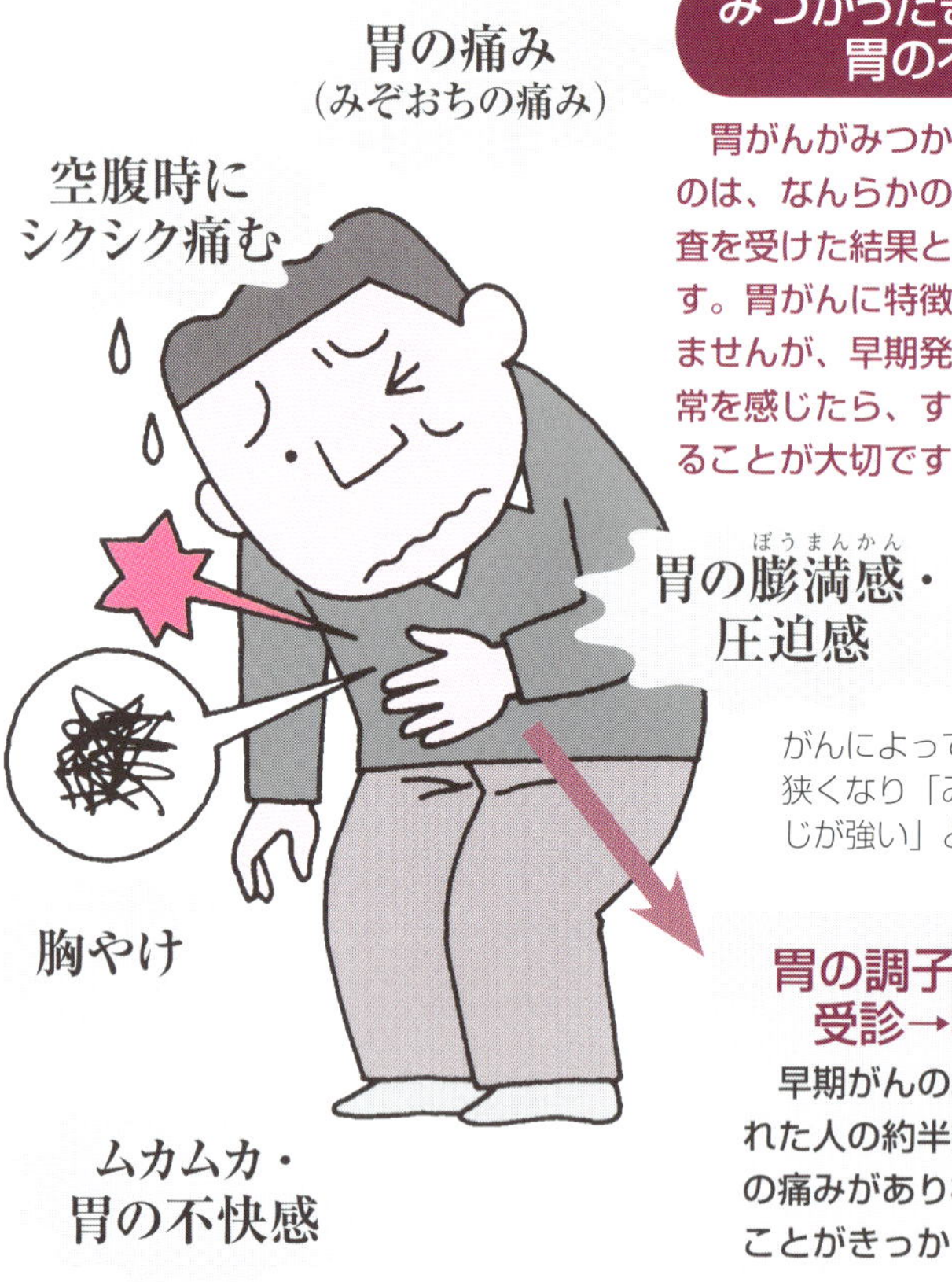

胃の痛み
(みぞおちの痛み)
空腹時にシクシク痛む
胃の膨満感《ぼうまんかん》・圧迫感
胸やけ
ムカムカ・胃の不快感

がんによって胃の出入り口が狭くなり「みぞおちが張る感じが強い」という人もいる

胃の調子が悪くて受診→検査へ

早期がんの段階で発見された人の約半数は、空腹時の痛みがあり検査を受けたことがきっかけです。

症状もないのに、いきなり胃がんの診断を受けて驚くかもしれないが、みつかってよかったと考えよう

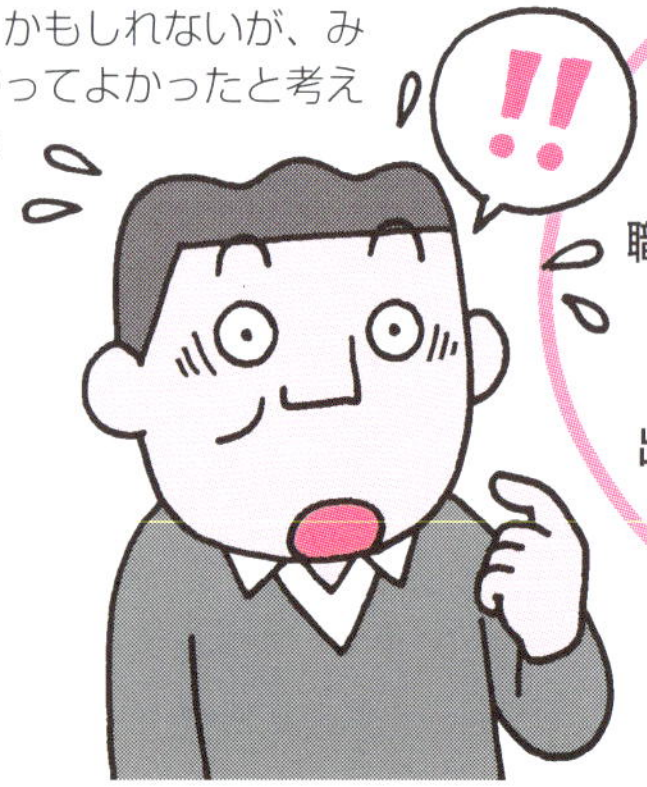

!!

無症状で、偶然検診でみつかるケースもある

職場の健康診断やがん検診などを受け、偶然に早期がんが発見される例も多いです。なんらかの症状が出る人がいる一方で、かなり進行しているのに自覚症状がない、という人もいます。

胃がん特有の症状はない

特に早期の胃がんでは、がんのある部分（病変部）は胃液でただれやすく、炎症が起こったり、潰瘍《かいよう》ができたりすることがあります。その影響で胃がジリジリと焼けるように痛むとか、不快感が続くことも多くあります。なかには、潰瘍から出血し、下血（黒っぽいタールのような便）や吐血がみられる人もいます。

　こうした症状は胃がん特有のものではなく、あくまでがんに伴う炎症や潰瘍によるものです。したがって、症状が強く現れているからといって、がんが進行しているわけではありません。

　逆に、なにも症状がないからといって「まだ早期だ」と判断できないことも知っておきましょう。

進行がんでも症状があるとはかぎらない

胃がんの場合、めまいや胃の痛み、吐血や黒い便（タール便）が出ることがあります。また、進行がんでも症状が出ないこともあります。

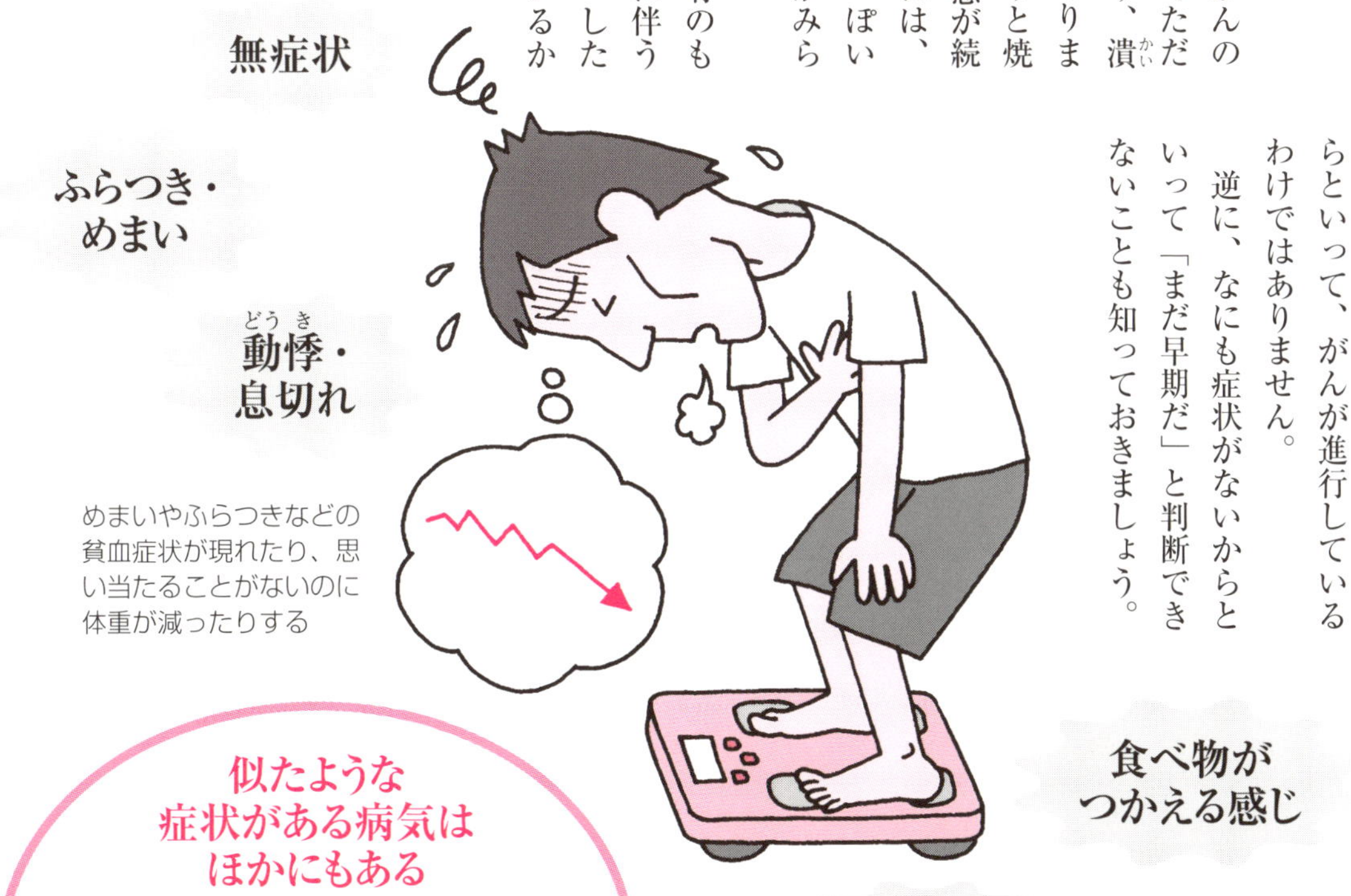

無症状
ふらつき・めまい
動悸《どうき》・息切れ
食べ物がつかえる感じ
体重が減る
吐血・タール便

めまいやふらつきなどの貧血症状が現れたり、思い当たることがないのに体重が減ったりする

似たような症状がある病気はほかにもある

胃の痛みや胸やけといった症状が続くときは、胃とはかぎらず、食道や十二指腸などにも異常が起きているサインかもしれません。あるいは急性・慢性膵炎《すいえん》、狭心症や心筋梗塞《しんきんこうそく》のこともあります（→ P26）。

検査

胃カメラで胃の中を調べるのが基本

特有の症状がないだけに、早期発見には検査が不可欠です。最近の胃がんの検査の中心は、胃カメラ（内視鏡）です。胃がんの有無や進みぐあいのほか、治療法をさぐるために胃の中を調べます。

胃がんの疑いがある

胃カメラがメインに

最近は、胃がんが疑われるときはエックス線検査ではなく、まず内視鏡検査がおこなわれることが多くなっています。

血液検査（ABC検査）

ペプシノゲン(PG)検査＋ピロリ菌抗体検査

炎症が続いて胃粘膜が萎《い》縮《しゅく》した萎縮性胃炎は胃がんの発生リスクを高めます。ペプシノゲン検査で胃粘膜から分泌される PGⅠとPGⅡという２つのペプシノゲンの比率を調べることで萎縮性胃炎の有無がわかります。これにピロリ菌抗体検査を加えます。

ヘリコバクター・ピロリに感染しているかどうか、血液中の Hp 抗体の有無を調べます。２つの検査を合わせて ABC 検査ともいいます。

		ピロリ菌抗体検査	
		陰性	陽性(10以上)
ペプシノゲン検査	陰性（－）	**A** 胃の疾患の可能性は低い 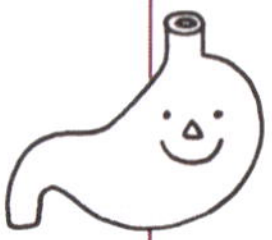	**B** 消化性潰瘍に気をつける
	陽性（1+～3+）	**D** 胃がんのリスクがかなり高い 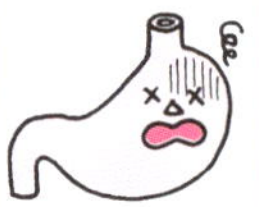	**C** 胃がんのリスクがやや高い 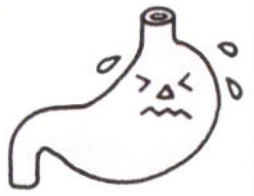

CとDは内視鏡検査へ

Dはピロリ菌がすめなくなるほど胃粘膜の萎縮が進んでいる

エックス線検査

集団検診でよくおこなわれます。バリウムを飲み上部消化管をエックス線撮影します。「おそらくがんだ」とわかる場合もありますが、ごく小さながんは見逃される可能性があります。がん以外の病気との鑑別も難しいので、減りつつある検査法です。

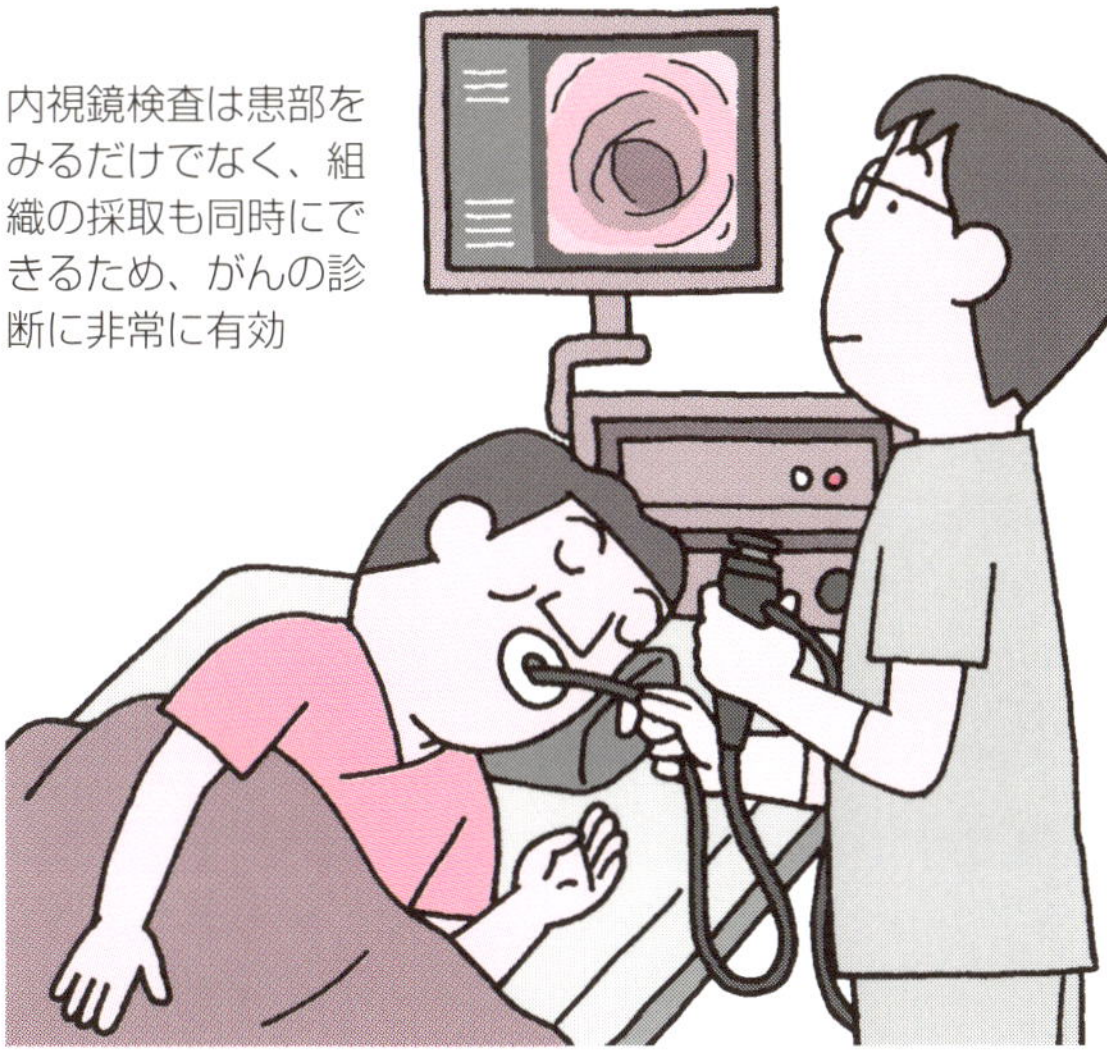

内視鏡検査は患部をみるだけでなく、組織の採取も同時にできるため、がんの診断に非常に有効

胃がんの疑いがある

胃カメラ検査（内視鏡検査）

直径 1cm 前後の管を口または鼻から挿入し、先端についたカメラで映し出される画像をモニターで観察します。直接胃の内部をみることができるため精度が高い検査です。病変の有無、広がり、深さなどをある程度知ることができます。

生検（病理組織検査）

内視鏡検査でがんが疑わしい病変がみつかったとき、組織の一部を採取し、細胞の形や並びなどを顕微鏡で調べ、がんかどうかを調べる検査です。

がんが疑われるときは胃カメラの検査が必須

胃がんの検査は目的によって使い分けられています。

集団検診などのスクリーニングが目的の場合は、エックス線検査とＡＢＣ検査です。ＡＢＣ検査は胃がんのリスクが高い人を選び出すのに適しています。

胃がんの疑いが出たら、必ず内視鏡検査をおこない、詳しく調べます。組織を採取して病理検査をおこない、診断を確定します。

がんの進みぐあいや広がりを調べる検査もおこなう

胃がんであることが確定してからも追加で検査がおこなわれます。治療法を検討するには、がんがどれくらい広がっているのか、その範囲を調べる必要があるからです。

●CT検査、超音波検査

転移の有無や胃の周辺の臓器への浸潤《しんじゅん》を調べる。

●超音波内視鏡検査

内視鏡の先端に超音波を発する端子がついたスコープを使ってみる検査。胃粘膜下の状態や胃壁の外側の様子などを調べる。

●注腸検査、PET《ペット》検査

注腸検査は胃に近い部分の大腸に浸潤がないか調べる。胃がんでは、あまり多くはおこなわれない。

PET検査は、がんでは通常の検査だが、胃がんではあまりおこなわれない。

原因

いろいろあるが、ピロリ菌の影響が大きい

胃がんと診断されたとき、「なぜ、胃がんになったのだろう？」と疑問を抱くのは当然のことです。ただ、現時点では明確な原因はわかっておらず、いくつかの要因があげられています。

胃がんのリスクを高める要因

胃がんのリスクを高める要因にはいろいろあり、まだはっきりとはわかっていません。複数の要因が重なり、影響しあって胃がんが発生すると考えられています。

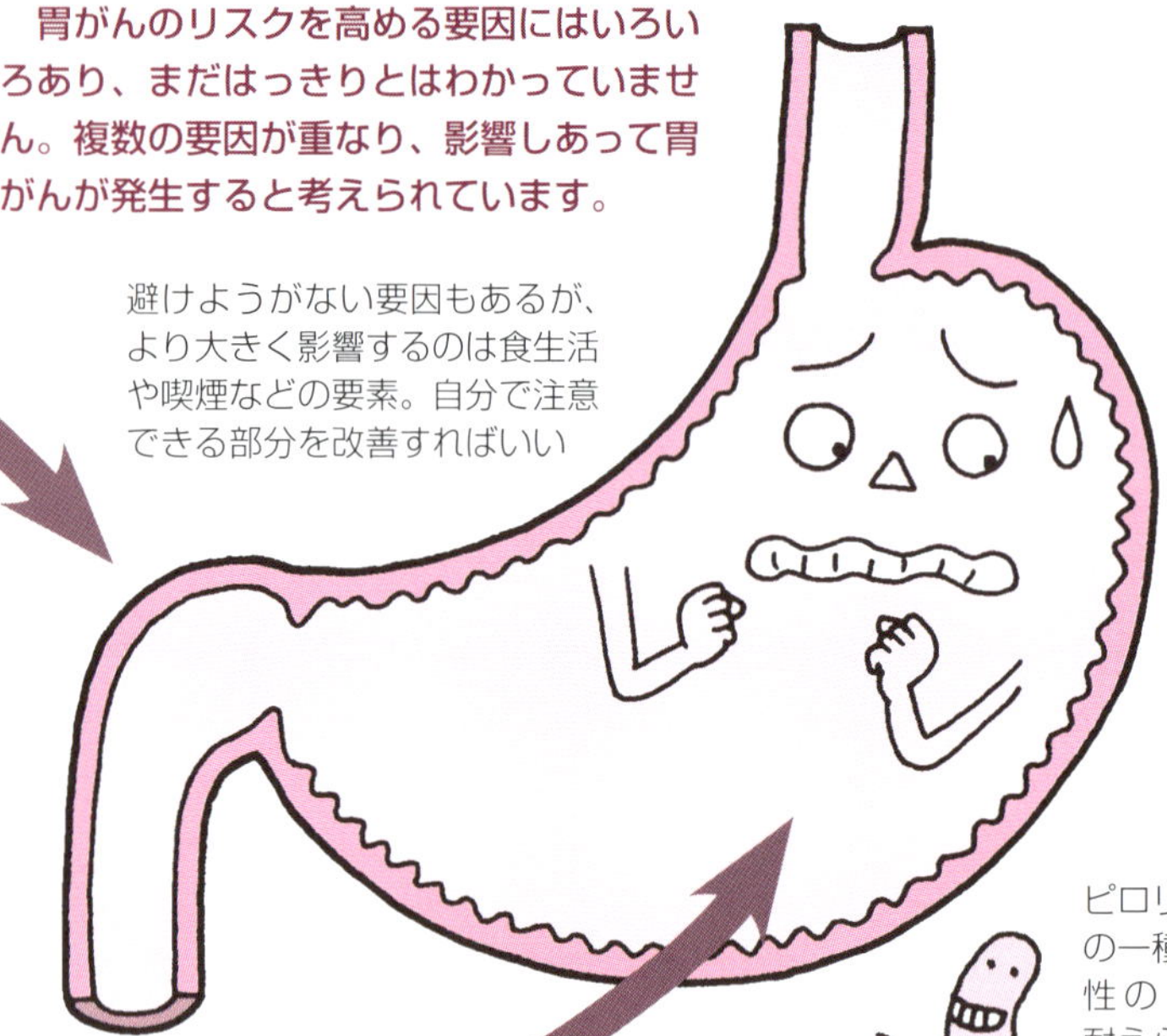

避けようがない要因もあるが、より大きく影響するのは食生活や喫煙などの要素。自分で注意できる部分を改善すればいい

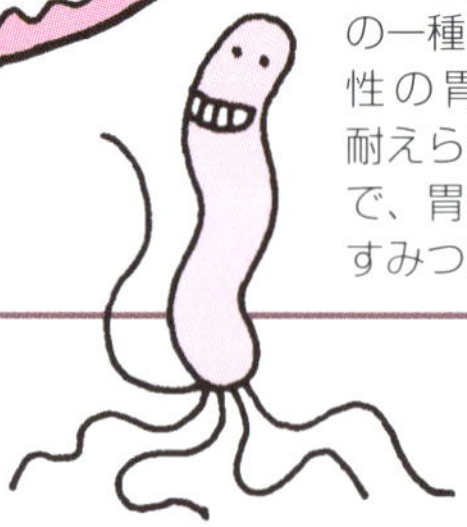

ピロリ菌は細菌の一種。強い酸性の胃液にも耐えられる性質で、胃粘膜中にすみついている

ヘリコバクター・ピロリ（ピロリ菌）

ピロリ菌の感染は、かつての日本には多く、子どものころに感染して何年ももっている人がいます。ピロリ菌の感染が長引くと、胃粘膜に慢性的な炎症を起こします。炎症が長期に及ぶと、胃粘膜が萎縮して、発がんを起こしやすくなります（萎縮性胃炎）。

ピロリ菌に感染した人が必ず胃がんになるわけではありません。除菌すれば胃がんを予防できるかどうか、まだわかっていません。ですから、「除菌したからもうだいじょうぶ」だと思って検診を受けないのは危険です。

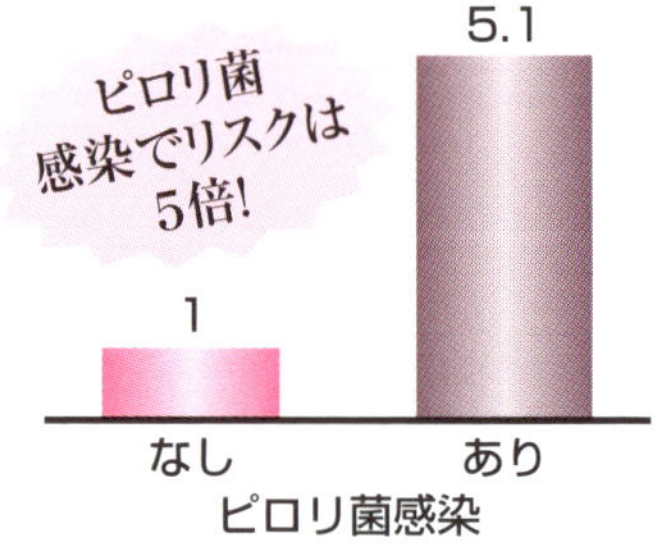

ピロリ菌感染と胃がんのリスクを調べたところ、感染している人は感染がない人の約5倍もハイリスクであることがわかった

1990年～15年間調査（がん研究センター）

食生活

◆塩分のとりすぎ
胃粘膜を荒らして、発がん物質の影響を受けやすくする
がん化を促す要因にもなる

◆食品添加物のとりすぎ
なかには、発がんを促す物質があることがわかっている

◆肉や魚の焼け焦げ
焦げ部分には発がん性があることが指摘されている

◆野菜や果物の不足
抗酸化物質などの摂取が少ないと、発がんを抑える働きが低下する

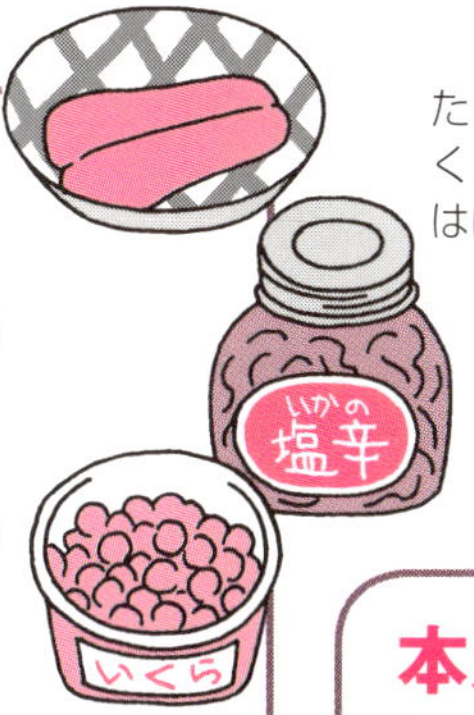
いかの
塩辛
いくら
たらこや塩辛、いくらなどの塩蔵品はほどほどに

本人のもつ要因

◆男性
胃がんは男性に多い

◆40歳以上
40歳以上になるとがん患者が増える

◆家族に胃がんになった人がいる
食事や生活習慣が似ていることが多いため（遺伝ではない）

喫煙

タバコの煙には遺伝子を傷つけたり、がん化を促す発がん物質が多数含まれていることがわかっている

もともと正常な細胞ががん化する

胃がんの発生原因については、明らかな因果関係がみとめられる要素はまだわかっていません。

現時点では、ピロリ菌の感染や喫煙、食生活の影響などが大きく関与しているのではないかと考えられています。

こうした複数の要因によって正常な細胞の遺伝子が傷つけられ、細胞をつくるプログラムに異変が生じた結果、がん細胞が発生します。ある日突然、がん細胞が発生するのではなく、もともと正常な細胞がなんらかの要因でがん化してしまうのです。しかも、がん細胞は死滅することなく、増殖しつづけます。こうした異変が胃で発生したものが胃がんなのです。

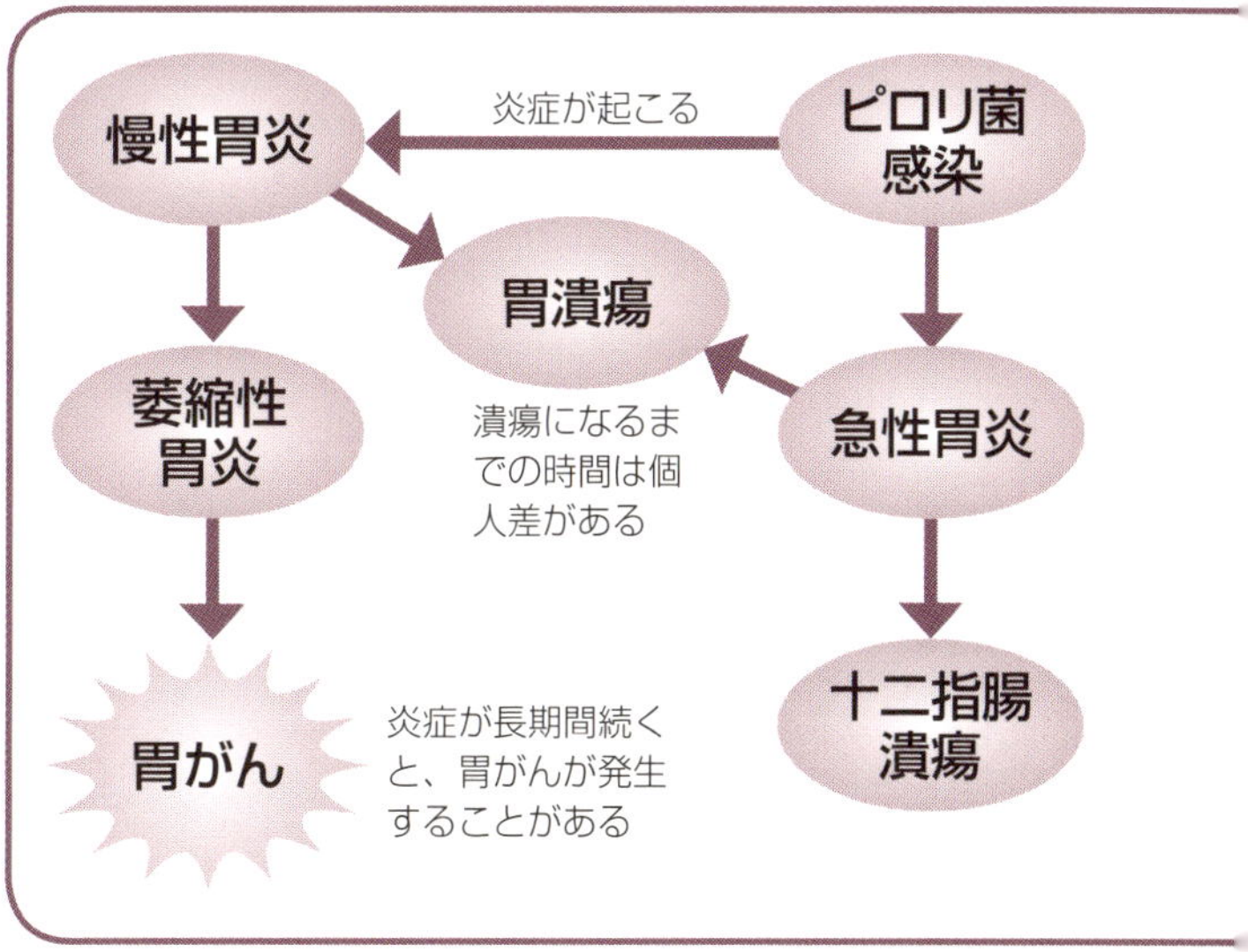
ピロリ菌感染
炎症が起こる
慢性胃炎
胃潰瘍
急性胃炎
潰瘍になるまでの時間は個人差がある
萎縮性胃炎
十二指腸潰瘍
胃がん
炎症が長期間続くと、胃がんが発生することがある

基礎知識①

最も重要な役割は食べ物をためておくこと

胃がんの治療では、胃の一部または全部を切除します。胃は食べ物を消化する重要な臓器なのに、切除して大丈夫なのか不安になるかもしれません。まずは、胃の役割について知っておきましょう。

胃を取ったとしてもなんとかなる

胃の働きで最も重要なのは、口からとった食べ物を胃液と混ぜて消化し、少しずつ腸へ送り出すことです。食べ物の栄養は小腸で吸収されるので、それを助けるのが胃の役割です。

胃がんによって胃の一部、あるいは全部を切除すると、その後遺症としてダンピング症候群（P68参照）が起こることが知られています。これは胃が食べ物をためておく働きができなくなることと深く関係しています。

胃を切除してこうした機能が失われても、小腸さえしっかりしていれば、なんとかなります。生命にかかわることはありません。

消化管は1本の長い管のようなもの

口から食道、胃、小腸、大腸、そして肛門。これらの消化器官はそれぞれ役割が異なりますが、すべてつながっている、1本の長い管です。

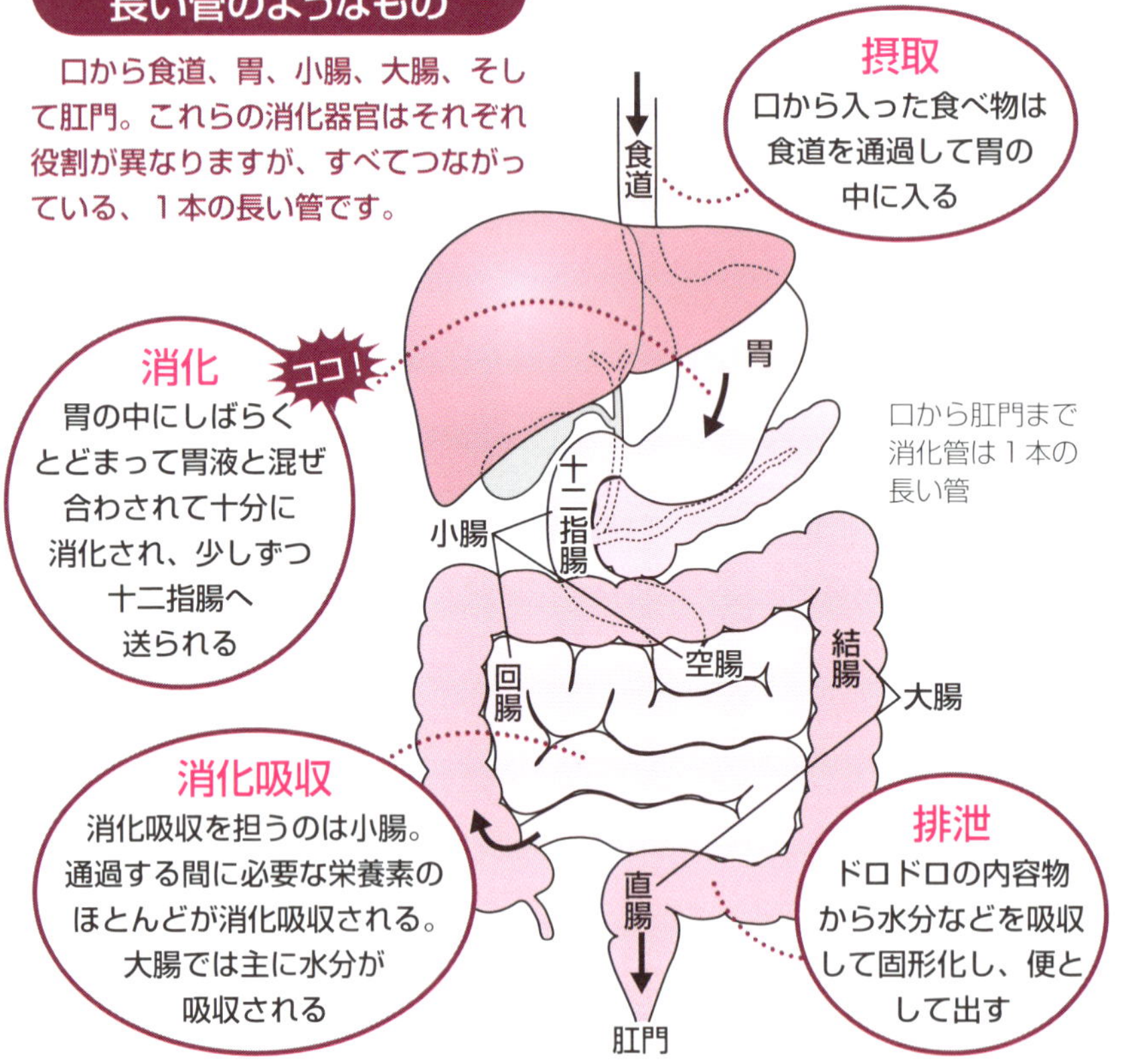

摂取
口から入った食べ物は食道を通過して胃の中に入る
消化
ココ！
胃の中にしばらくとどまって胃液と混ぜ合わされて十分に消化され、少しずつ十二指腸へ送られる
消化吸収
消化吸収を担うのは小腸。通過する間に必要な栄養素のほとんどが消化吸収される。大腸では主に水分が吸収される
排泄
ドロドロの内容物から水分などを吸収して固形化し、便として出す
食道
胃
十二指腸
小腸
空腸
回腸
結腸
大腸
直腸
肛門
口から肛門まで消化管は１本の長い管

胃の働きは食べ物の貯留や吸収の手助け

胃の最も大切な役割は、食べたものを消化して一時的にたくわえ、小腸に少しずつ送り出すことです。胃そのものは栄養を吸収しません。

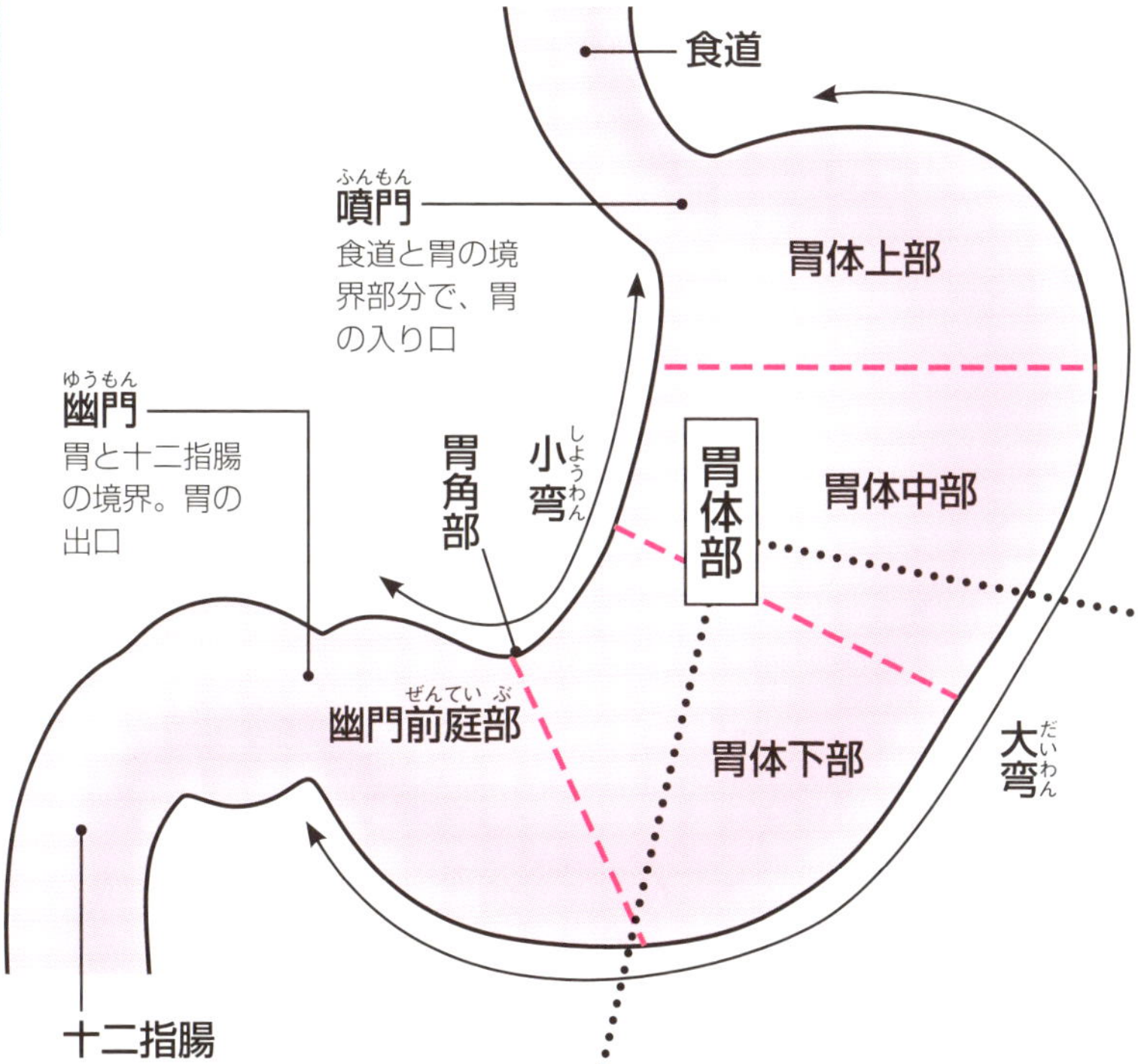
食道
噴門《ふんもん》
食道と胃の境界部分で、胃の入り口
幽門《ゆうもん》
胃と十二指腸の境界。胃の出口
胃角部
小弯《しょうわん》
胃体部
胃体上部
胃体中部
胃体下部
幽門前庭部《ぜんていぶ》
大弯《だいわん》
十二指腸

役割1 消化と貯留、吸収の下準備

- 食べたものを貯留する
- 食べたものをさらに細かくする
- たんぱく質や脂質の一部を消化する

胃の中では、食べ物と強い酸性の胃液を混ぜ合わせることで殺菌し、さらにドロドロにしてから小腸で消化しやすいように下準備する。

胃を取ったら

口に胃の役割を代わってもらう。一度にたくさん食べず、よくかんで飲み込む

食べ方の工夫でなんとかなる

→ P67

役割2 ビタミンB_{12}の吸収の準備

胃液のほか、胃壁からはビタミンB_{12}の吸収に必要なキャッスル内因子という物質が分泌される。ビタミンB_{12}は赤血球の産出に不可欠で、神経の働きにも必要なため、胃を切除すると小腸での吸収が低下してしまう。

胃を全部取ったら

年に数回注射をする

→ P86

胃の壁は五つの層でできている

胃がんの治療法を選ぶときには、がんがどのくらいの深さに達しているのかが問題になります。胃の壁は五つの層からできています。胃の外側には血管とリンパ管がはりめぐらされています。

がんは粘膜から発生する

胃の壁は、粘膜層《ねんまくそう》、粘膜下層《ねんまくかそう》、固有筋《こゆうきん》層《そう》、漿膜下層《しょうまくかそう》、漿膜という５つの層から成ります。胃がんは粘膜層の中にある腺組織《せんそしき》という分泌物を出すところから発生し、胃壁の奥へと進んでいきます。

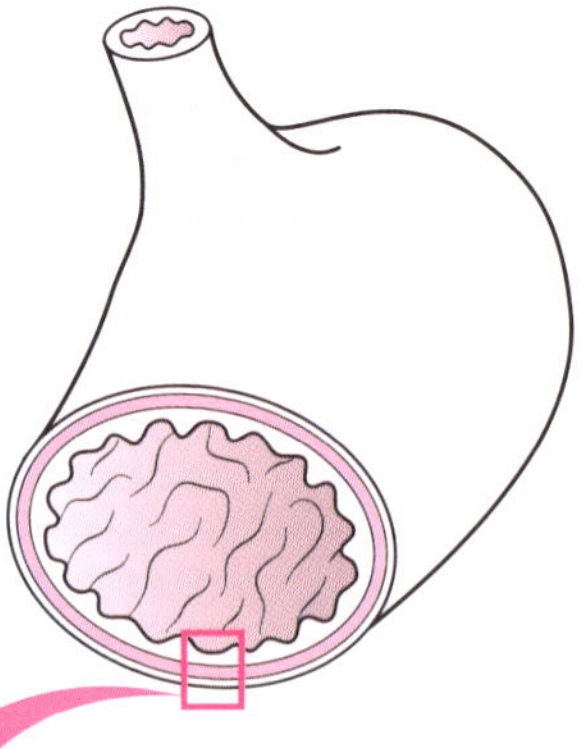

胃の壁の内側は粘膜におおわれ、その下に筋肉の層がある。胃壁のいちばん外側には漿膜という薄い膜があり、これが胃全体を包み込んでいる

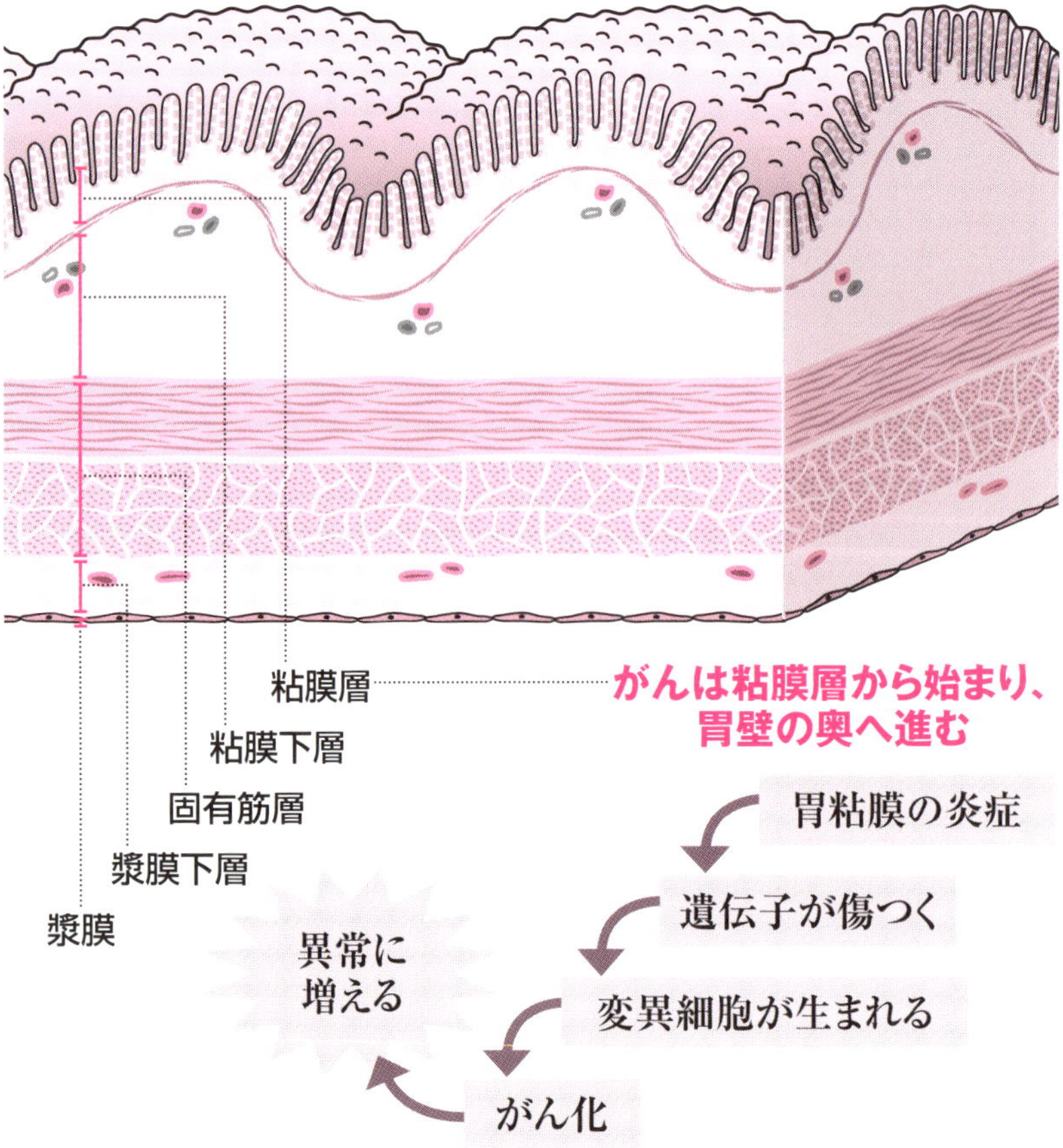
粘膜層
粘膜下層
固有筋層
漿膜下層
漿膜
がんは粘膜層から始まり、胃壁の奥へ進む
胃粘膜の炎症
遺伝子が傷つく
変異細胞が生まれる
がん化
異常に増える

五つの層のいちばん上にがんができる

　人の体をつくる細胞は、すべて遺伝子のプログラムに従って死滅と再生をくり返し、新陳代謝をしながら維持されています。

　ところが、遺伝子のプログラムがなんらかの原因で傷つけられて変異し、死滅せずに増殖しつづける異常な細胞が発生することがあります。これが「がん」です。

　右図でいえば、胃がんは五つの胃壁の層のうち、いちばん上の粘膜層から発生することがわかっています。進行すると壁の奥へと進んでいきます。

胃の周りにある血管とリンパ節

胃の周りには太い動脈と静脈、そしてリンパ節が多数あります。がんが進行すると、周囲のリンパ節や臓器に広がっていきます。

がんの進行度は、周囲のリンパ節にどの程度広がっているか、遠くの臓器にまで広がっているかどうかで、決まってくる

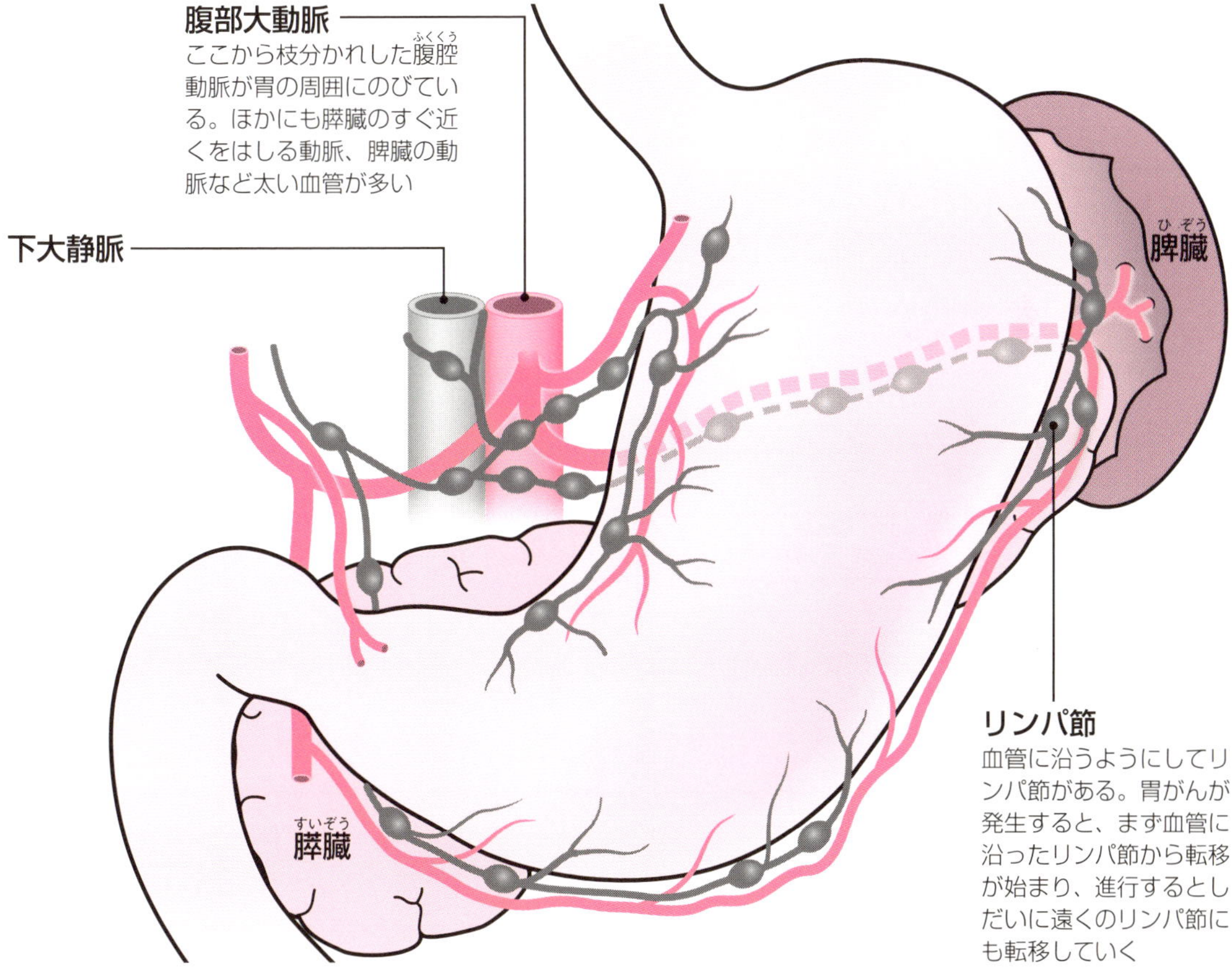
腹部大動脈
ここから枝分かれした腹腔《ふくくう》動脈が胃の周囲にのびている。ほかにも膵臓のすぐ近くをはしる動脈、脾臓の動脈など太い血管が多い
下大静脈
脾臓《ひぞう》
リンパ節
血管に沿うようにしてリンパ節がある。胃がんが発生すると、まず血管に沿ったリンパ節から転移が始まり、進行するとしだいに遠くのリンパ節にも転移していく
膵臓《すいぞう》

胃がんの種類

早期がんと進行がん、違いはがんの深さ

胃がんは「早期がん」と「進行がん」に大きく分けられます。違いは、がんがどこまで深くもぐっているかです。治療法の選択にかかわることなので、覚えておきましょう。

早期がん？　進行がん？

早期がんはがんが粘膜下層まででとどまっているものをいいます。それより深い固有筋層に至ったものからを進行がんといい、リンパ節転移や他の臓器への転移の頻度が高くなります。

よく耳にする「末期がん」とは、病状が進み余命が短いと思われる状態を指しますが、医学的な定義があるわけではありません。

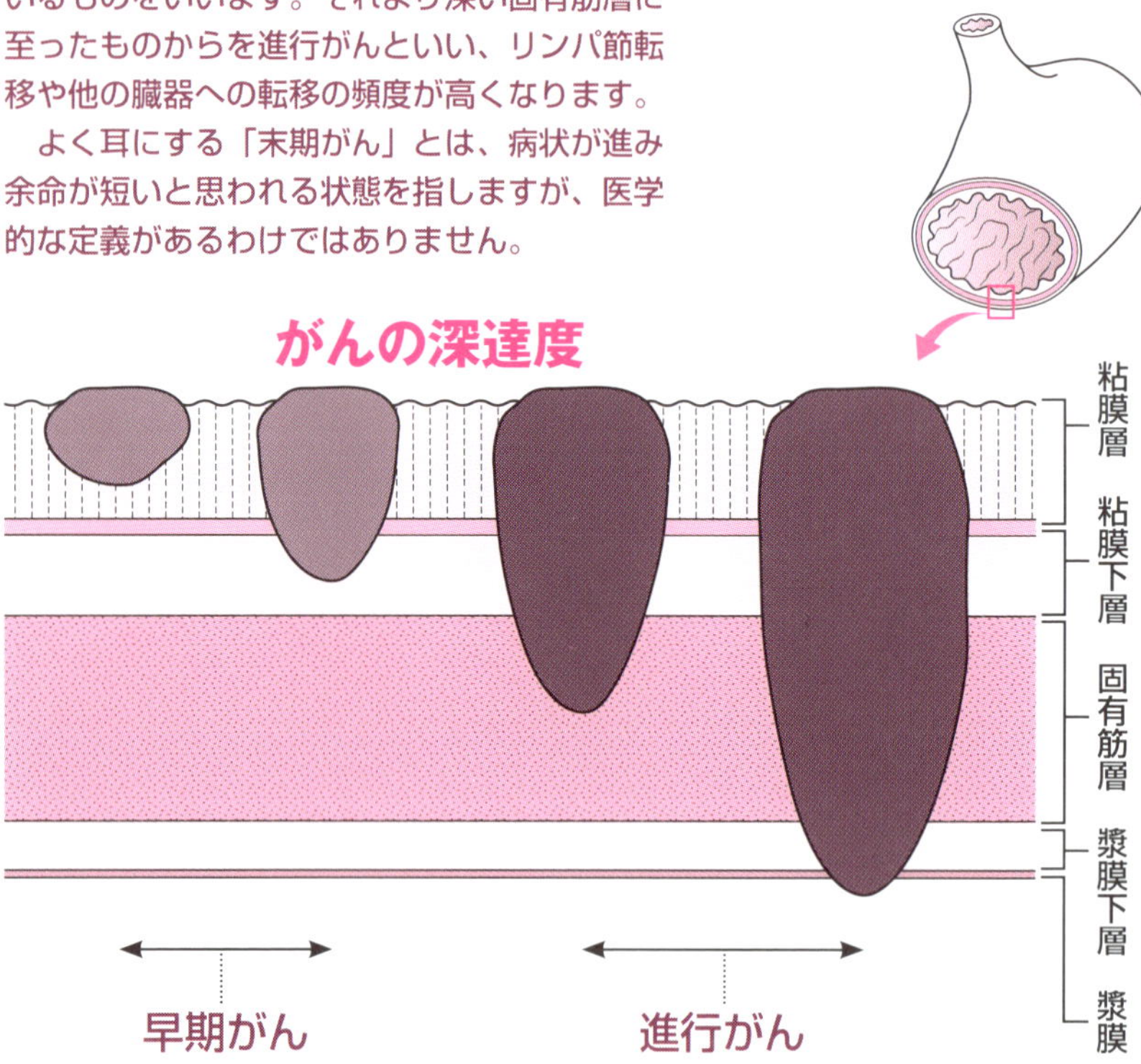

タイプによって治療方針が変わる

「胃がん」とひと口にいっても、その状態は人によってさまざまです。がんの形態や進行度が変われば、最適の治療法も変わってきます。治療を始める前にどんなタイプのがんなのかをしっかり見極めることが大切です。

注目するポイントがいくつかあります。まず、がんの深達度（胃壁のどこまで達しているか）がどれくらいかという点です。がんが隆起しているのか、えぐれているのかといった形態の違い、さらにはがん組織じたいの特徴にも注目します。こうして胃がんのタイプを分類したうえで、治療方針を決めていきます。

がんの形態(見た目)

「肉眼型分類」ともいい、その名のとおり、見た目の形態によってがんを分類します。

●早期がん0型(表在型)　　●進行がん

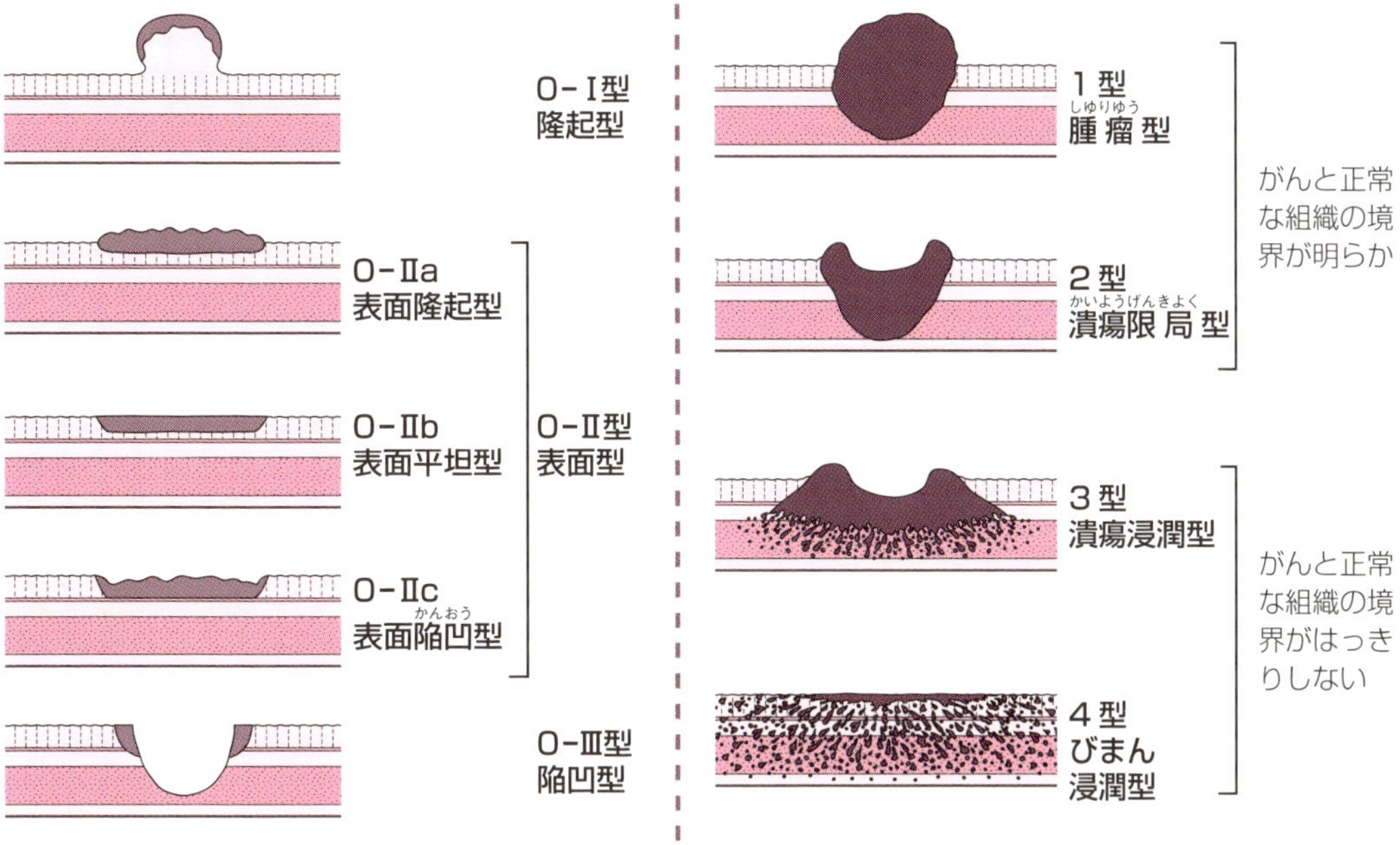
0-Ⅰ型
隆起型
0-Ⅱa
表面隆起型
0-Ⅱb
表面平坦型
0-Ⅱ型
表面型
0-Ⅱc
表面陥凹《かんおう》型
0-Ⅲ型
陥凹型
1型
腫瘤《しゅりゅう》型
2型
潰瘍限局《かいようげんきょく》型
がんと正常な組織の境界が明らか
3型
潰瘍浸潤型
4型
びまん浸潤型
がんと正常な組織の境界がはっきりしない

(日本胃癌学会編「胃癌取扱い規約 第14版」による)

スキルス胃がんはなぜ治療が難しい?

スキルス胃がんとは、がんが主に粘膜の奥で増殖し、胃全体が硬くなるタイプの胃がんです。粘膜表面から見つかりにくいといえます。比較的若い年齢層にみられ、女性にも多くみられます。

形態は進行がんの4型で、組織は未分化型がほとんどです。

進行が速いと思われるのは、早期発見が困難だから。発見時にはステージⅢ以上のことが多いため(P24参照)、通常の治療で治るのは一〇人に一~二人です。

さらに……がん組織じたいの特徴

■未分化型胃がん

がん組織がバラバラになり、周囲にしみ込むように入り込んで増殖することが多い。正常な組織との境界は比較的不明確。

■分化型胃がん

がん周囲の粘膜に似た構造のがんで、組織がかたまりの状態で増殖することが多い。正常な組織との境界が比較的はっきりしている。

胃がんの広がり方

深くもぐったがんほど広がりやすい

発生した部位から離れたところにがんが飛び火し、そこでさらに増殖しはじめることがあります。これを「転移」といいます。胃がんの転移で多いのは、リンパ節転移、肝転移、腹膜《ふくまく》転移の三つです。

胃がんの深さ別転移率

胃がんはいちばん上の粘膜層から発生し、進行すると胃壁の中を深くもぐっていきます。がんが深くもぐるほど、転移も起こりやすくなります。

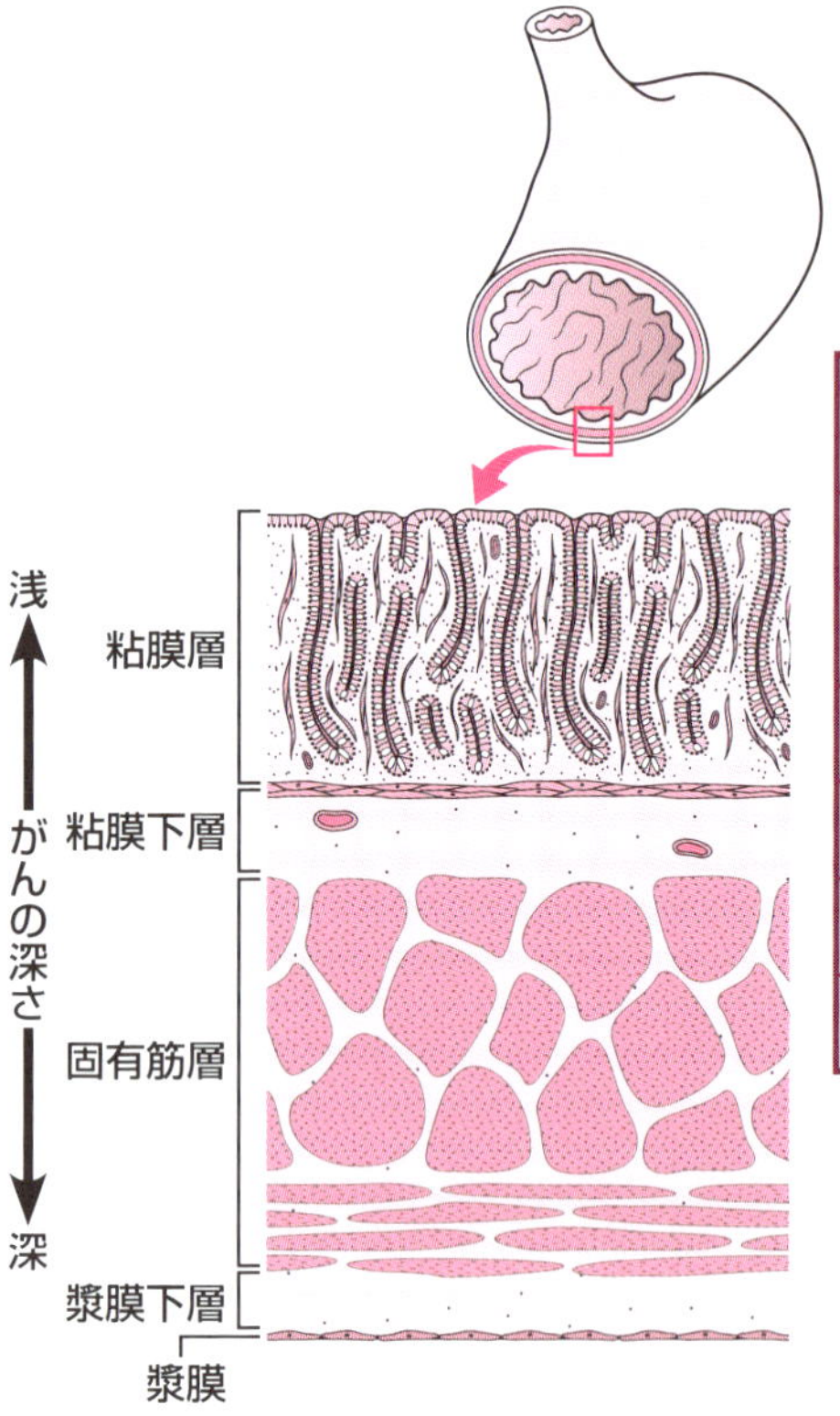

胃がんの深さ	転移先(%)		
	リンパ節	肝臓	腹膜
粘膜層内	3.3	0.0	0.0
粘膜下層	17.6	0.1	0.0
固有筋層	46.7	1.1	0.5
漿膜下層	63.6	3.4	2.2
漿膜	79.9	6.3	17.8
周囲の臓器に浸潤	89.7	15.5	41.6

（1972－1986年 国立がんセンター中央病院）

がんの広がり方は「浸潤」か「転移」

がん細胞には際限なく増殖する性質があります。そのため、がん細胞が増えてそれ以上大きくならないように、手術で根こそぎ取り除いて治療します。

がんには「浸潤《しんじゅん》」といって、原発巣《げんぱつそう》（発生部位）の周囲の組織に奥深く入り込みながら広がっていく性質があります。

原発巣から遠く離れた場所に勢力を拡大し、そこで新たな病巣をつくって（転移巣《てんいそう》）、正常な細胞を破壊する「転移」という困った性質も備えています。

がんが進行するほど浸潤や転移が起こる危険性は高まり、そのぶん治療も難しくなります。

転移のルートは3つ

胃がんの転移はほとんどの場合、おなかの中です。最も多いのはリンパ節転移で、早期がんの段階からみられます。がんがある程度進行すると、播種性《はしゅせい》転移の腹膜転移や、血行《けつこう》性《せい》転移による肝転移が起こることもあります。

①リンパ節転移

リンパ節には細菌などの異物を見分け、免疫機能により排除する関所のような働きがある。胃の周囲にあるリンパ節にがんが入り込み病巣をつくることを、リンパ節転移という。がん細胞も異物だが、もとが自分の細胞であるために免疫が働きにくく、転移しやすい。

②肝転移

血液の流れに乗ってがん細胞が肝臓まで流れ込み、転移巣をつくったもの。胃から流れ出る血液はすべて肝臓に行くしくみになっているため、肝転移が起こりやすい。

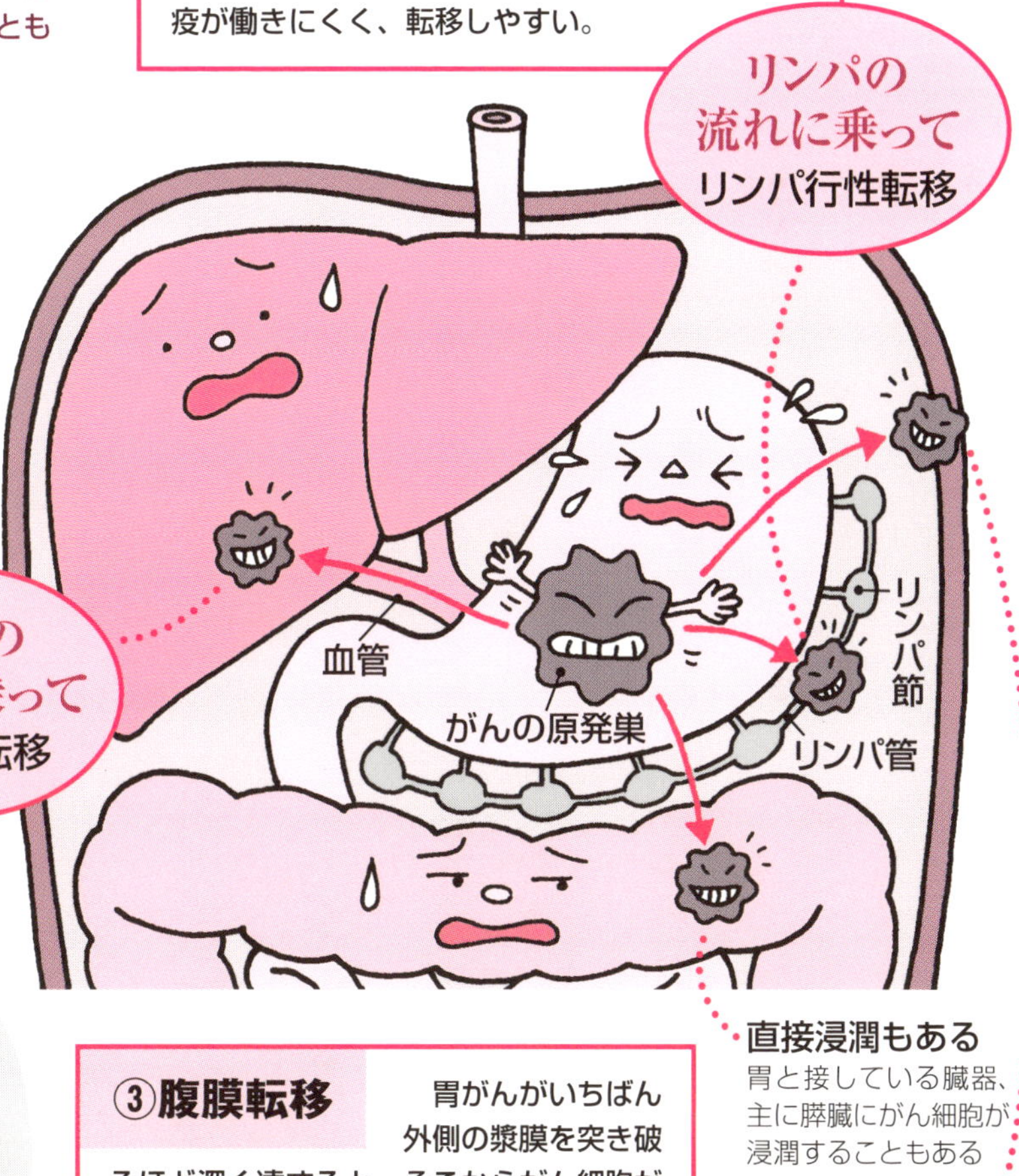
リンパの流れに乗って
リンパ行性転移
血液の流れに乗って
血行性転移
血管
がんの原発巣
リンパ節
リンパ管
直接浸潤もある
胃と接している臓器、主に膵臓にがん細胞が浸潤することもある
種のようにがん細胞がまかれて
播種性転移

③腹膜転移

胃がんがいちばん外側の漿膜を突き破るほど深く達すると、そこからがん細胞が種をまいたように散らばってしまう。ばらまかれたがん細胞は、腹部の他の臓器や腹壁をおおう膜（腹膜）に飛んで、そこに病巣をつくる。

どこに転移しても「胃がん」

胃がんが転移して肝臓に病巣ができたとしても、「肝臓がん」ではありません。あくまで「胃がんの肝転移」であり、原発性の肝臓がんとは性質が違うので治療法も異なります。

進行度

ステージはがんの深さと広がりで決まる

がんは早期がんと進行がんに大別されるほか、進行度（ステージ）によってさらに細かく分類されます。この区分けは、がんの深さとリンパ節や他の臓器への転移の有無によって決まります。

胃がんのステージ（病期）

がんが胃壁のどの深さまで達しているかと、転移がどこまで及んでいるかによって治療法が変わります。胃がんのステージは、がんの深さと広がりから総合的にがんの進み具合を示したものです。ⅠAからⅣまで８つのステージがあります。

	N0 転移リンパ節なし	N1 転移リンパ節1〜2個	N2 転移リンパ節3〜6個	N3 転移リンパ節7個以上	M1 遠隔への転移
	IA	IB	IIA	IIB	IV
	IB	IIA	IIB	IIIA	IV
	IIA	IIB	IIIA	IIIB	IV
	IIB	IIIA	IIIB	IIIC	IV
	IIIB	IIIB	IIIC	IIIC	IV
	IV	IV	IV	IV	IV

（日本胃癌学会編「胃癌取扱い規約 第14版」より）

胃がんのステージは八段階に分けられる

治療方針を決定するには胃がんのステージ（病期）、つまり「現在、胃がんがどの程度まで進んでいるか」を知ることが必要です。

胃がんのステージはがんの深さと広がりによって八段階に分類されます。早い段階であればそれだけ治る確率も高くなります。

早期がんといわれた場合はリンパ節転移がないか、あっても胃に近い部分にしかみられないことが多く、下の表ではIAかIBに該当します。

ポイント1 リンパ節転移の状況

手術では胃を切除するだけでなく、リンパ節を取り除くことがあります。これを郭清《かくせい》といいます。郭清の基本的な範囲はガイドラインによって決められています。

N0～N3とは

Nは「lymph node= リンパ節」のnからきた記号。N0はリンパ節転移がないこと、N1～N3はリンパ節転移の個数による分類

Mとは

胃から遠く離れた臓器への転移の有無を示す分類

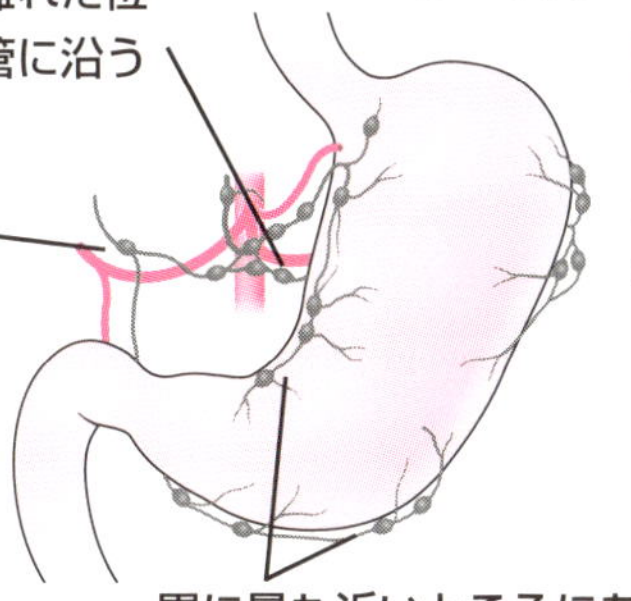
胃から少し離れた位置にある血管に沿うリンパ節
胃から離れた腹部大動脈の周囲にあるリンパ節
胃に最も近いところにあるリンパ節

ポイント2 がんの深さ

がんは粘膜層から始まり、進行するに従って、胃壁の奥深くへと進む。T1～T4は深さを示すもの。

Tは「tumor=腫瘍」のtからきた記号。

T1～T4とは

リンパ節転移の有無にかかわらず、がんが粘膜層と粘膜下層にとどまっているT1は、早期がんに分類される。T2以降はがんがさらに奥深くにもぐっており、T4になると周囲の臓器への浸潤もみられ、いずれも進行がんに分類される。

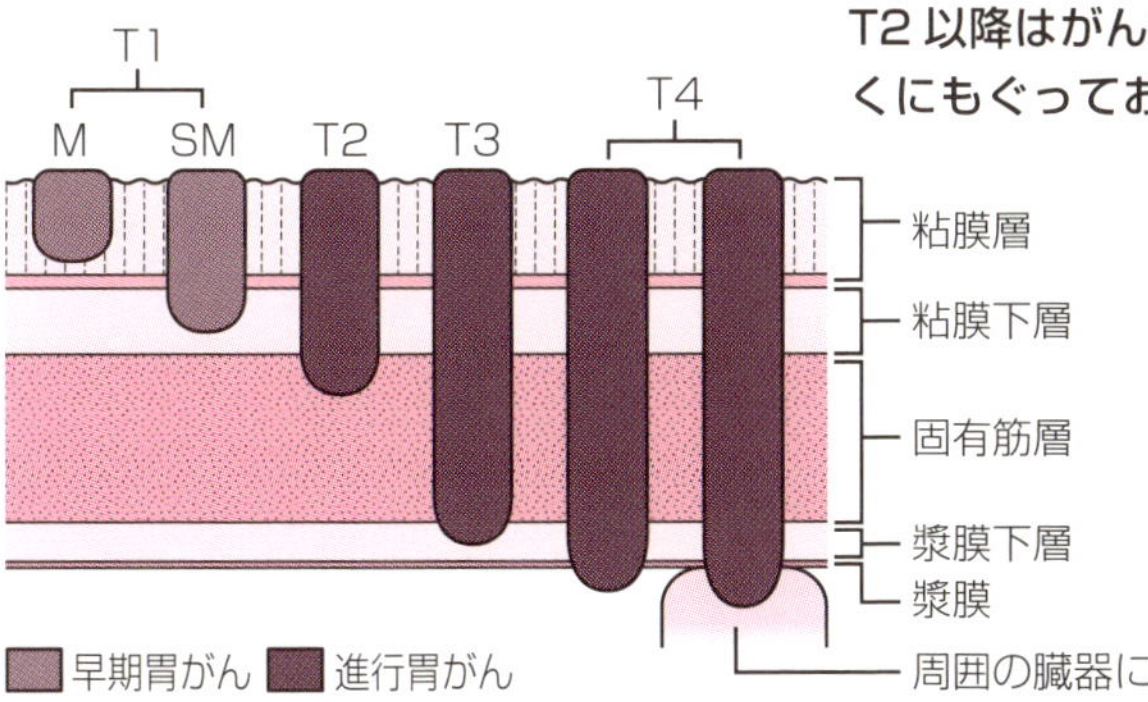
T1
M
SM
T2
T3
T4
粘膜層
粘膜下層
固有筋層
漿膜下層
漿膜
早期胃がん
進行胃がん
周囲の臓器に浸潤

ポイント1 リンパ節 / ポイント2 がんの深さ	
T1 胃の粘膜／粘膜下層にとどまっている	
T2 胃の固有筋層までにとどまっている	
T3 漿膜下層までにとどまっている	
T4a 漿膜を越えて胃の表面に出ている	
T4b 胃の表面に出たうえに、他の臓器にも広がっている	
M1 肝、肺、腹膜などに転移している	

COLUMN

胃がんとまぎらわしい病気は多い

ポリープ	胃の中にできる隆起病変の総称。良性がほとんど。最も頻度の高い過形成ポリープは悪性が非常にまれなので、特に処置はしない
潰瘍	胃・十二指腸に生じる。粘膜層を越えて深く組織が欠損した状態。胃酸過多とピロリ菌感染が原因とされている。 早期がんがある部位はただれて潰瘍ができやすいため、しっかり見極める
萎縮性胃炎	粘膜の著しい萎縮を伴う慢性胃炎。ピロリ菌感染、塩分のとりすぎなどが関与している。ピロリ菌感染者は加齢に伴い、胃の入り口側に萎縮が広がっていく。分化型胃がん（→ P21）のリスクが高い
胃下垂《いかすい》（胃アトニー）	胃下垂とは、バリウム検査で胃が骨盤より下がっているものをいう。胃の筋肉がたるみ、動きが悪く、胃もたれや膨満感などの症状が出るものは胃アトニーという。病気ではない
悪性リンパ腫	血液のがんの一種だが、胃にできるタイプがある。放置すると全身に転移する。治療は化学療法が中心
消化管間質《かんしつ》腫瘍（GIST）	胃や小腸など消化器の壁にできる腫瘍で自覚症状が少ない。手術で胃を切除するが、肝臓や腹膜への転移が起こることがある
神経内分泌腫瘍（NET）	体内に分布している神経内分泌細胞から発生する腫瘍。数種類あるが、主に胃、十二指腸、膵臓などに生じる

放置しないで必ず詳しい検査を受ける

胃に起こる病気は非常に多く、なかには胃がんと区別がつきにくいものもあります。

悪性リンパ腫のように放置しておくと生命にかかわる病気をはじめ、非常にまれなタイプの神経内《ない》分泌腫瘍《ぶんぴつしゅよう》（ＮＥＴ）もあります。

なかにはさほど心配のない病気もありますが、その判断は自分ではできません。

気になる症状やまぎらわしい病変がみつかったときは、組織を採取して、詳しい検査を受けることが大切です。

2
治療の中心は手術による胃の切除

胃がんの治療では胃の一部、あるいは
全部を切除する手術が広くおこなわれています。
いずれも大手術ですが、手術法は年々進化しており、実績もあります。
その人にとって「確実に治す」目標と、
「できるだけ術後の後遺症を軽くする」という2つの目標を同時にかなえる、
最適の方法が選択されます。

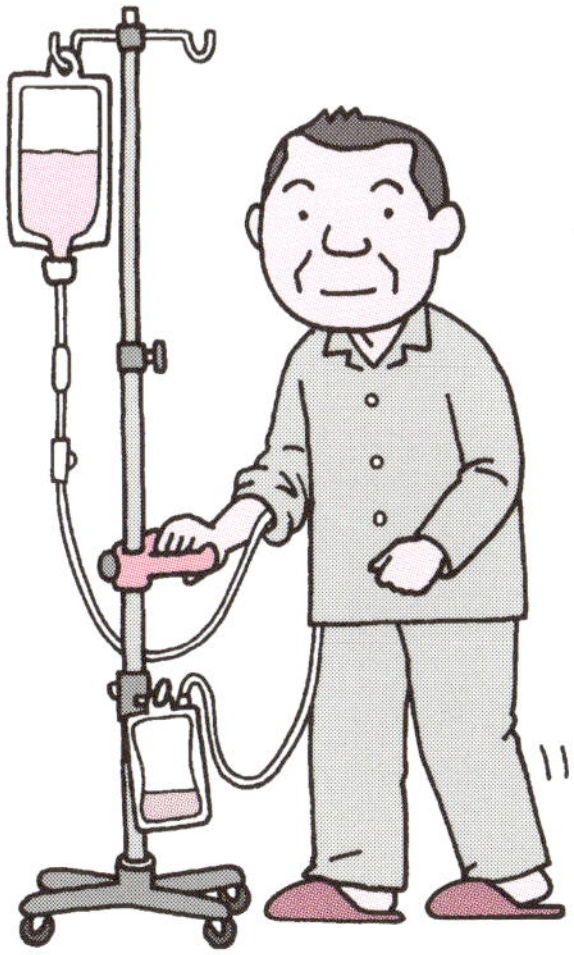

治療方針①

手術でがんを取り除くことが第一

がんをそのままにしておくと、徐々に広がっていきます。阻止するには、手術で取り除くのが最も確実。胃がんがみつかったら、第一に手術を検討します。手術には内視鏡的治療も含みます。

胃がんの治療は手術が基本

胃がんの治療では、手術でがんを取り除くのがベストの選択といえます。早期がんはもちろん、進行がんでも遠くのリンパ節や他の臓器への転移がなければ、手術を検討します。

進行 ← → 早期

手術

がんの病巣と、その周囲の組織もいっしょに切除する。肉眼で確認できる病巣の周囲には目に見えない小さながん細胞が散らばっているおそれがあるため、それも切除する。がん細胞をすべて取り除くことができれば、再発の心配は減る。

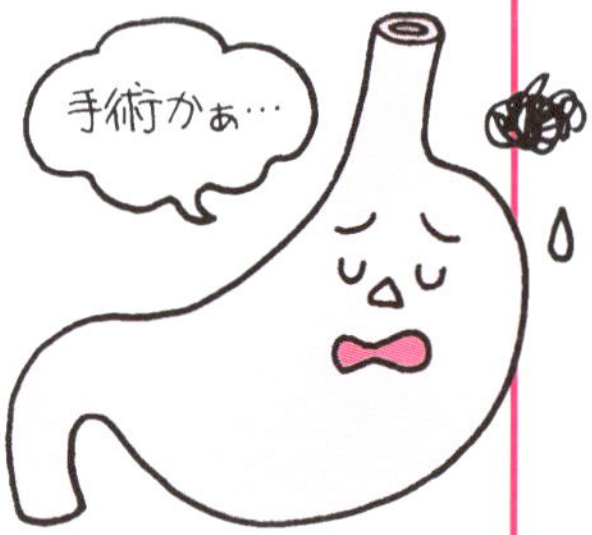

胃切除では生命にかかわるダメージはないとはいえ、切除範囲が広いほど手術後の影響は大きい

手術以外の方法

手術でがんを取りきるのが難しい場合は、手術と抗がん剤を組み合わせるほか、手術をせずに抗がん剤と放射線療法などの方法でがんの増大を防ぐ(3章参照)。

完治をめざす治療の中心は手術

「がんを治す」とは、体内からがんをすべて消滅させることです。その手段としては、手術でがんの病巣を取り除くのが第一歩です。

がんの種類によっては、抗がん剤などの化学療法や放射線治療が有効なものもありますが、胃がんの場合は手術が必須です。ただ、手術でがんを取ったから治る、取らないと治らないということではありません。手術を中心に、治療法を組み立てるということです。

抗がん剤は、転移しているかもしれない目に見えないがん細胞を消滅させるために使います。使い方は、手術で切除した病変部を調べて決定します。

どこまで切るかは慎重に見極める

手術で切除する範囲は、確実にがんを取りきれ、手術後の後遺症が最小限ですむことが理想的です。切除範囲が狭いと、後遺症は軽くてもがんが残るリスクが高くなります。逆に広い範囲を切除すれば、がんが残る危険性は低くなりますが、重い後遺症が出やすくなります。

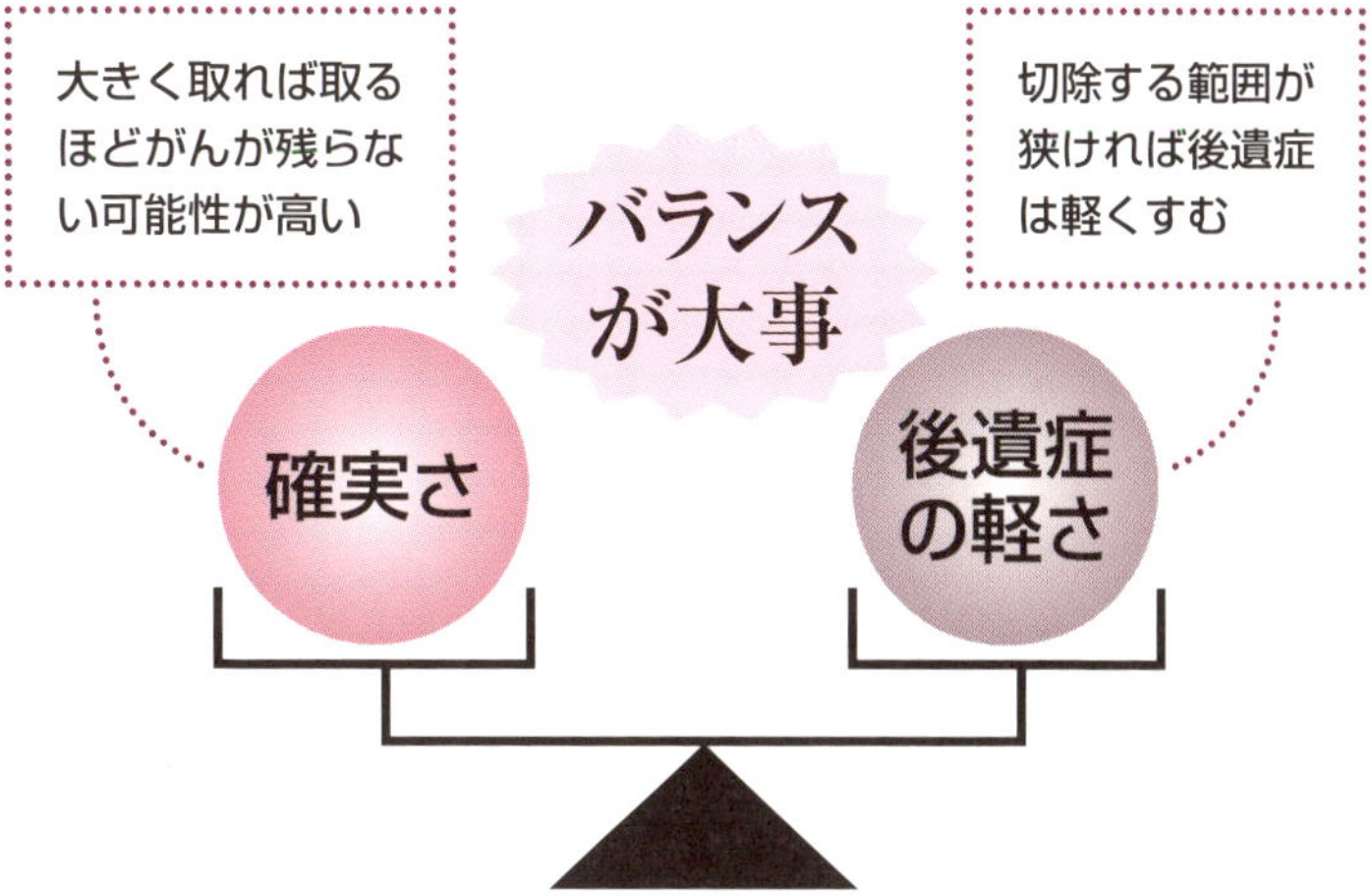
バランスが大事
大きく取れば取るほどがんが残らない可能性が高い
確実さ
切除する範囲が狭ければ後遺症は軽くすむ
後遺症の軽さ

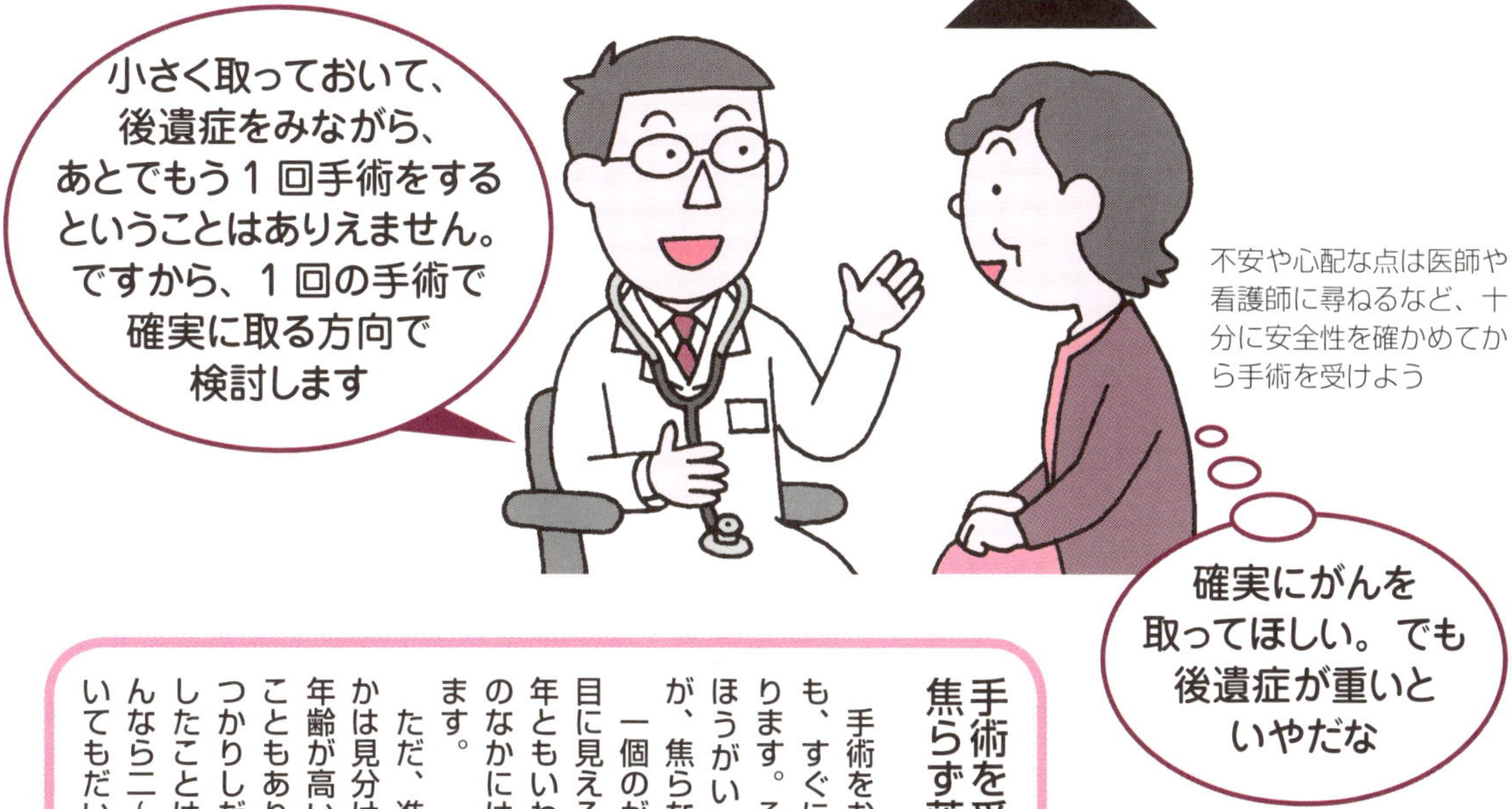
小さく取っておいて、後遺症をみながら、あとでもう１回手術をするということはありえません。ですから、１回の手術で確実に取る方向で検討します
確実にがんを取ってほしい。でも後遺症が重いといやだな

不安や心配な点は医師や看護師に尋ねるなど、十分に安全性を確かめてから手術を受けよう

手術を受けるなら焦らず落ち着いて

手術をおこなうことが決まっても、すぐに受けられないことがあります。そんなとき病院を替えたほうがいいかと迷う人がいますが、焦らないでください。

一個のがん細胞ができてから、目に見える大きさに育つまで一〇年ともいわれます。また、胃がんのなかには進行が遅いものがあります。

ただ、進行が遅いタイプかどうかは見分けはつきません。また、年齢が高い人は進行が遅いということもありません。ですから、みつかりしだい早く手術をするに越したことはありませんが、早期がんなら二～三ヵ月までなら待っていてもだいじょうぶです。

治療方針②

進みぐあいを判定し、今後の方針を決定

治療の中心は手術ですが、その方法にはいくつか種類があります。どの方法が適しているかは、胃がんの進みぐあいによっておおよそ決まります。

手術後に方針が変わることがある

治療は手術が中心ですが、どんな方法で、どの範囲まで切除するかについては、患者さんのステージ（P24参照）によってある程度方針が決まっています。

ステージに従い、日本胃癌学会が定めた「胃癌治療ガイドライン」に示された標準的な治療方針にあてはめたうえで、どの方法で、どの範囲まで切除するのかが決まります。

手術をした結果や、医師の所見やがん組織の病理診断の結果によってステージが変わることはよくあります。今後の治療方針は、手術後に見直されるということを知っておきましょう。

胃がんの標準的な治療方針

2014年に改訂された「胃癌治療ガイドライン」（日本胃癌学会編）では、胃がんの術前診断（→P24）をもとに、以下のような「標準治療」を示しています。標準治療とは、現時点で良好な結果が出る可能性が最も高い治療法のことです。

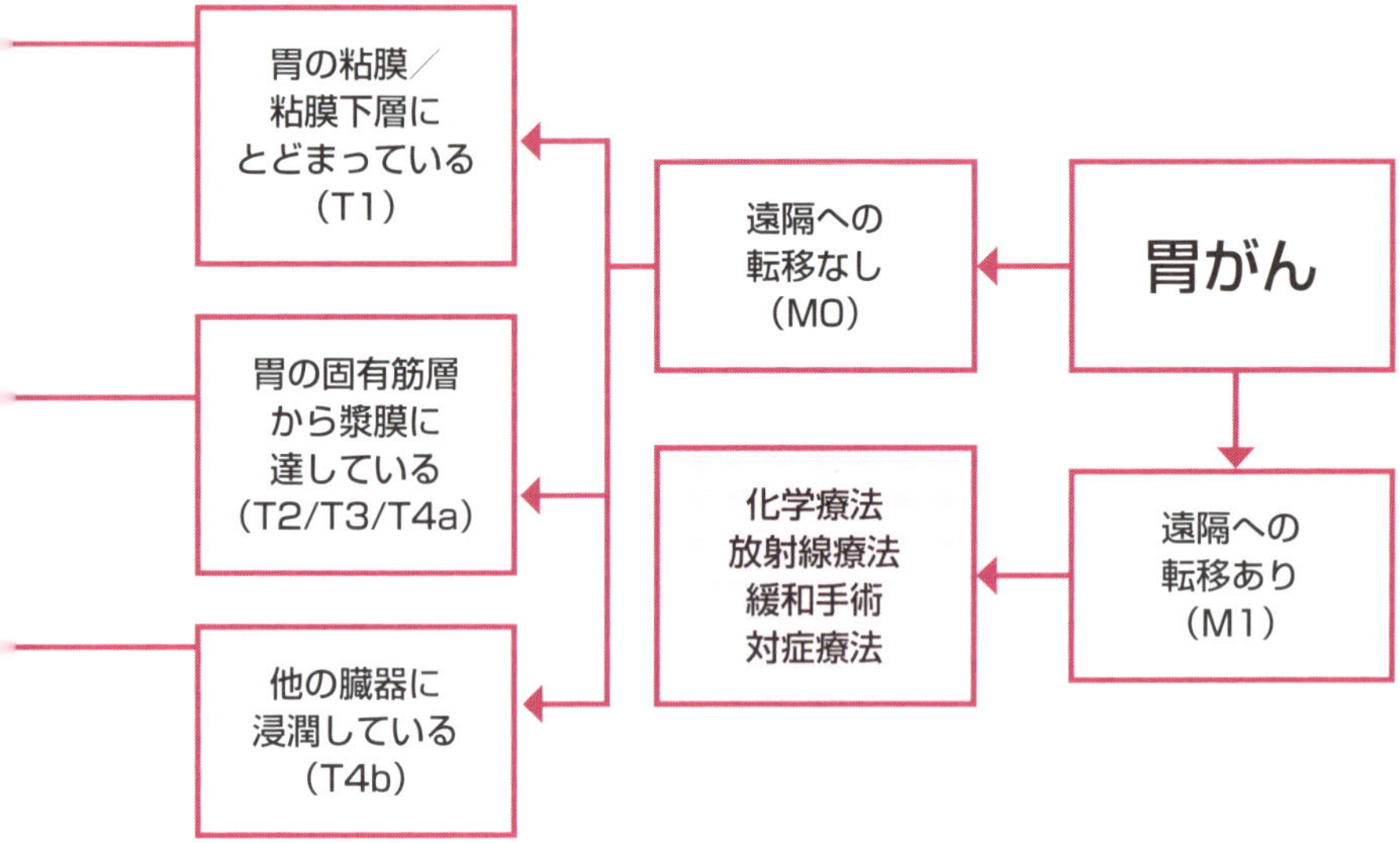

胃がん
遠隔への転移なし（M0）
胃の粘膜／粘膜下層にとどまっている（T1）
胃の固有筋層から漿膜に達している（T2/T3/T4a）
他の臓器に浸潤している（T4b）
遠隔への転移あり（M1）
化学療法
放射線療法
緩和手術
対症療法

（日本胃癌学会編「胃癌治療ガイドライン 2014 年改訂 4 版」）

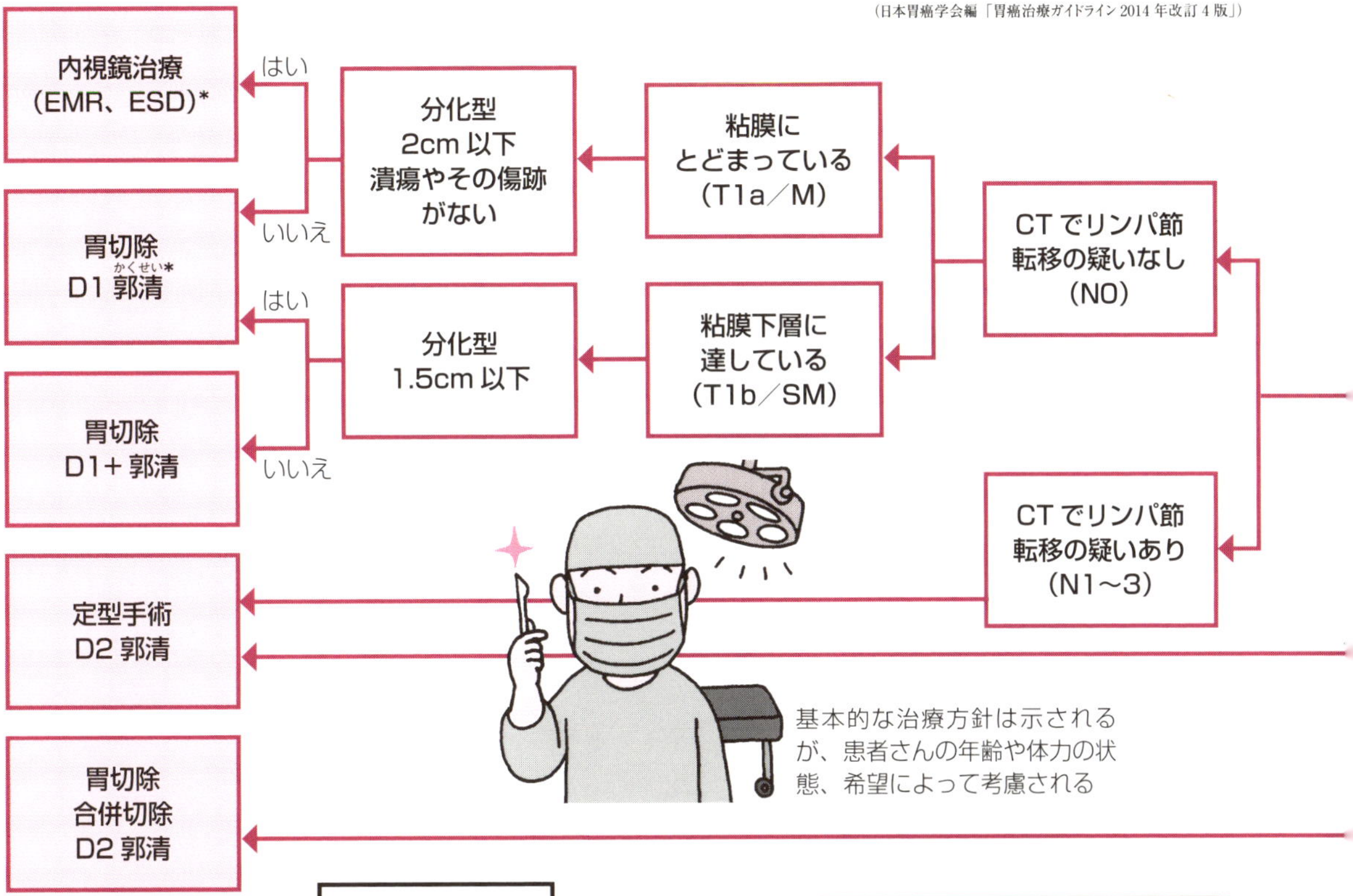
内視鏡治療
(EMR、ESD)*
はい
いいえ
胃切除
D1 郭清《かくせい》*
はい
いいえ
胃切除
D1+ 郭清
定型手術
D2 郭清
胃切除
合併切除
D2 郭清
分化型
2cm 以下
潰瘍やその傷跡
がない
分化型
1.5cm 以下
粘膜に
とどまっている
(T1a／M)
粘膜下層に
達している
(T1b／SM)
CT でリンパ節
転移の疑いなし
(N0)
CT でリンパ節
転移の疑いあり
(N1〜3)
基本的な治療方針は示される
が、患者さんの年齢や体力の状
態、希望によって考慮される

手術後の治療方針

手術前の検査である程度ステージ（病期）を予測しますが、手術後の病理診断で判定を確定します。その判定に従って今後の治療方針が決まります。

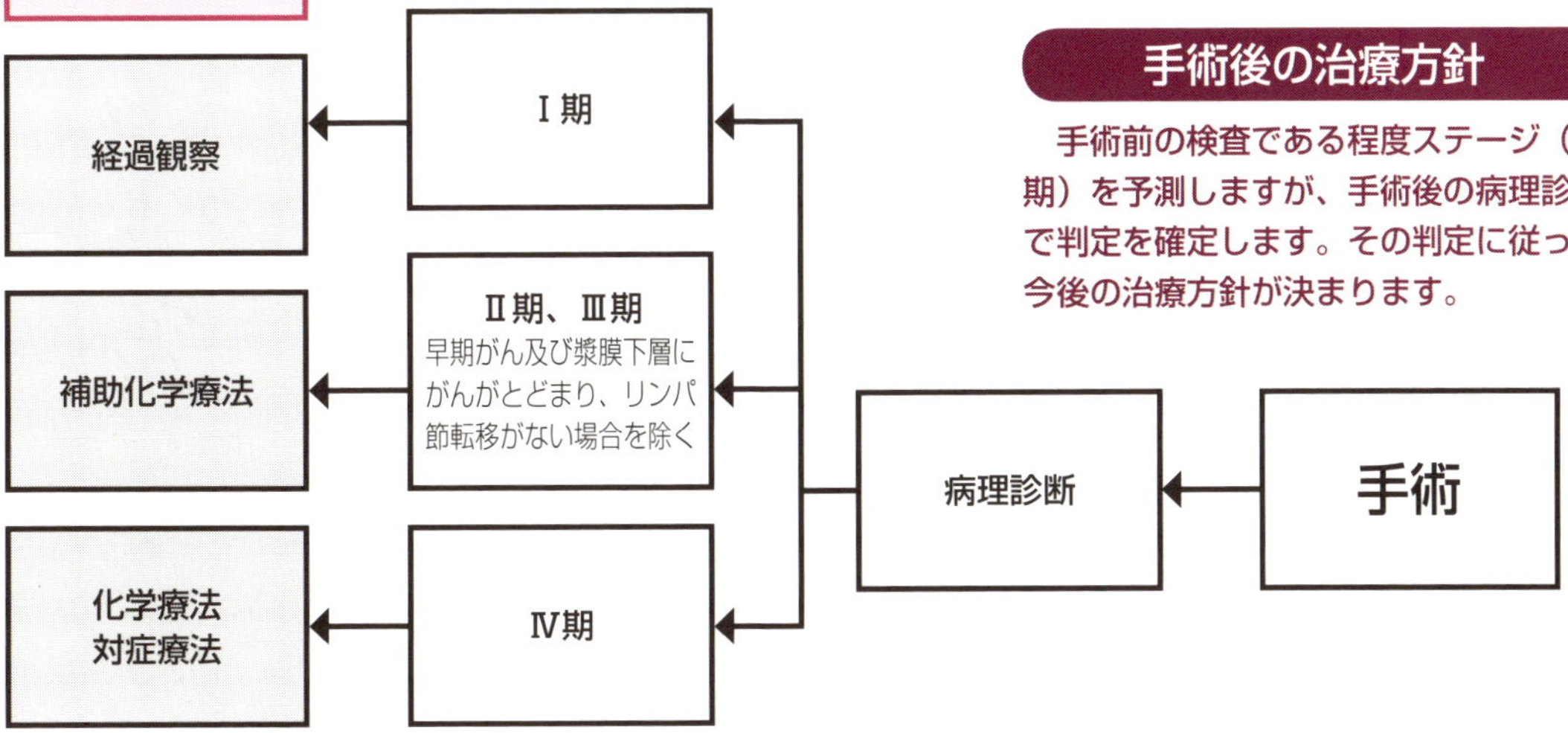
経過観察
補助化学療法
化学療法
対症療法
Ⅰ期
Ⅱ期、Ⅲ期
早期がん及び漿膜下層に
がんがとどまり、リンパ
節転移がない場合を除く
Ⅳ期
病理診断
手術

*EMR：内視鏡的粘膜切除術、ESD：内視鏡的粘膜下層剥離術
D1、D1+、D2：郭清するリンパ節の範囲を示す
郭清：胃の周囲のリンパ節を取り除くこと

内視鏡的切除

ごく早期なら内視鏡でがんを取れる

早期胃がんのなかには、内視鏡でがんを切除するだけで根本治療が見込めるものがあります。内視鏡的切除の条件さえ合えば、後遺症がほとんどなく、理想的な治療法といえます。

内視鏡的切除ができる条件

胃癌治療ガイドラインでは、内視鏡的切除が可能な条件として右の項目をあげています。これを「絶対適応」といいます。この条件に当てはまらない場合は早期でもリンパ節転移が起こっている危険があるため、病巣のみの切除では取りきれない可能性があります。

絶対適応

1. 大きさが 2cm 以下
2. 粘膜層内に限局
3. 潰瘍を伴わない
4. 胃がんの組織が分化型

周囲の組織に近い構造を保っているタイプ（→ P21）

絶対適応でなくても

① 2cm を超える潰瘍のない分化型（→ P21）の粘膜内のがん
② 3cm 以下の潰瘍がある分化型の粘膜内のがん
③ 2cm 以下の潰瘍のない未分化型のがん

専門施設では①〜③に対して ESD をおこなうこともある。また、年齢や体力的に開腹手術が難しい場合は EMR や ESD がおこなわれることがある。

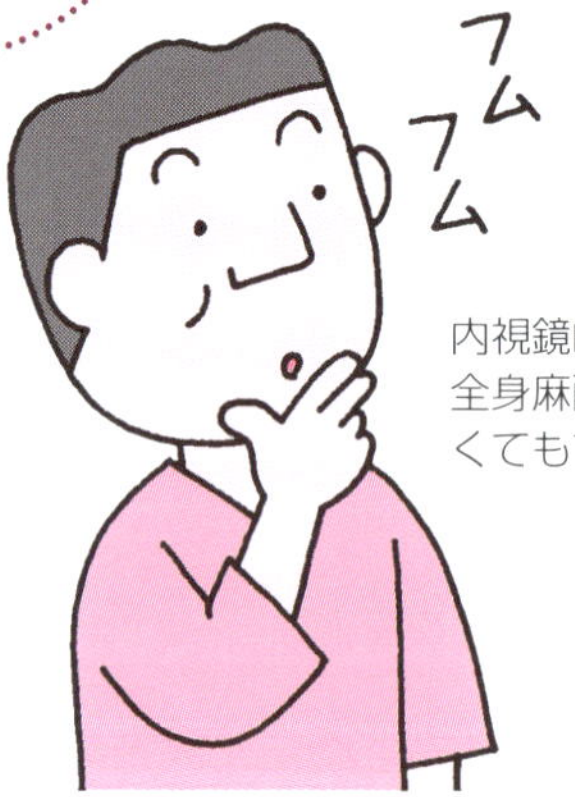

内視鏡的切除は全身麻酔をしなくてもできる

組織検査の結果により開腹手術になることも

がんが広がっていないことが確実なら、病巣だけを切除すれば根本的な治療が期待できます。なにより胃を完全に残せるなら、それに越したことはありません。

内視鏡での切除が適応となるのは、がんが粘膜層にとどまっているものです。このタイプの早期胃がんは、転移の心配がほぼないと考えられているからです。

ただし、取り除いたがんの組織を病理検査で調べ、予想以上にがんが深くもぐっていたり広がっているときは、がんの取り残しによる再発や転移の危険を避けるために、開腹手術で胃とリンパ節を切除することがすすめられます。

内視鏡的切除の方法は2種類

内視鏡的切除術には、内視鏡的粘膜下層剥《ねんまくかそうはく》離術《りじゅつ》（ESD）と、内視鏡的粘膜切除術（EMR）の２つがあります。現在はESDが主流です。

内視鏡的粘膜切除術（EMR）

粘膜下層から生理食塩水を入れて膨らませた病巣に、スネアをかけて高周波電流で粘膜と粘膜下層を焼き切る。

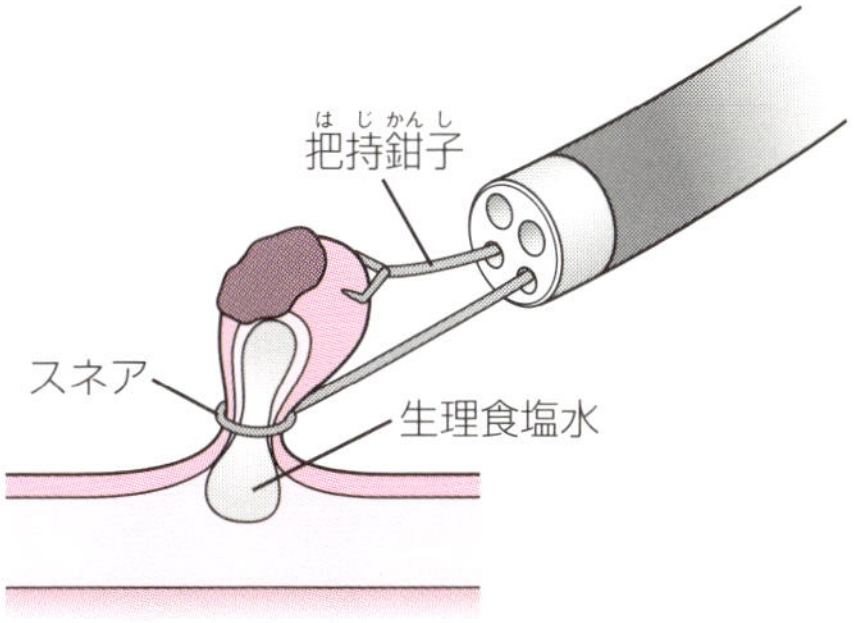

把持鉗子《はじかんし》
スネア
生理食塩水

内視鏡的粘膜下層剥離術（ESD）

ITナイフ、フックナイフ、フレックスナイフなどの機器を使って、胃粘膜下の組織ごとがんをはぎ取る方法。EMRよりも大きな胃がんの切除が可能。

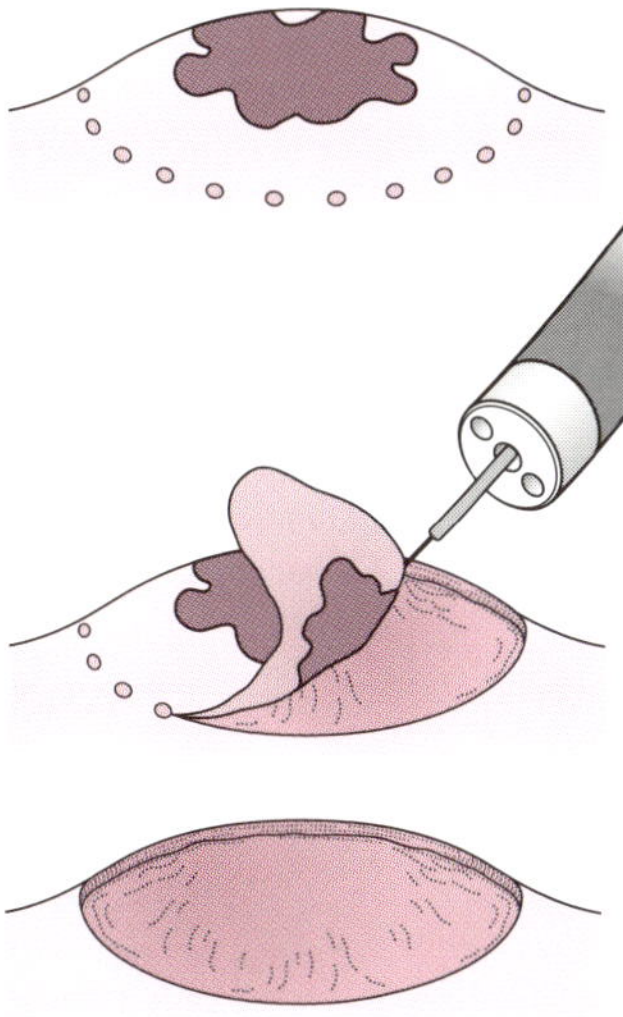

①病変付近をマーキング
②マーキングした部分をナイフで切除する
③組織とがんをきれいにはぎ取って完了

組織を病理検査

取り除いた病巣の組織を病理検査で詳しく調べる

粘膜内にしかがんがなかった／その他の条件にも合致した

↓

経過観察

再発がみられたら、再度内視鏡的切除をするか、開腹手術をおこなうか、医師とよく相談して決める。

粘膜下層にまで浸潤していた／リンパ節や血管内にがん細胞があった

↓

開腹手術へ

ほかに重症の病気がなく、体力があるなら、開腹手術で胃の切除とリンパ節を郭清することがすすめられる。

ESDのあとは？

ESDで組織をはぎ取った部分は、胃潰瘍として治療します。傷は自然に治ります。

定型手術

胃の三分の二以上と、一部のリンパ節を取る

胃がんの手術で最も多くおこなわれているのは、「定型手術」です。胃がんの標準的な手術の方法で、胃の三分の二以上と、胃の周りにあるリンパ節を切除します。

定型手術で切除する範囲

定型手術では、病巣を含む胃の３分の２以上を切除し、リンパ節も郭清します。リンパ節の郭清後、一時的におなかの中にリンパ液がたまることがありますが、心配いりません。

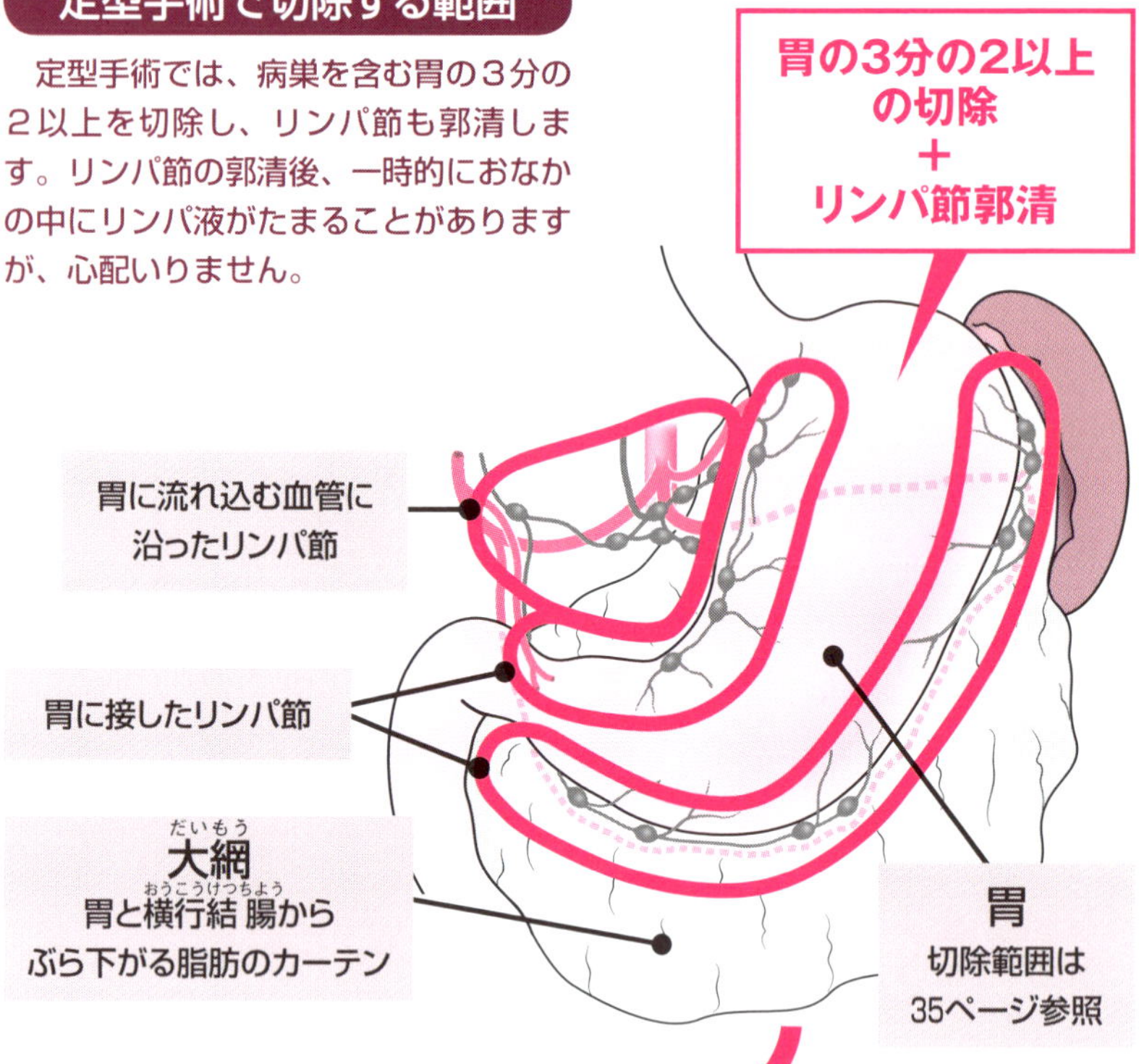

胃の3分の2以上の切除
＋
リンパ節郭清
胃に流れ込む血管に沿ったリンパ節
胃に接したリンパ節
大網《だいもう》
胃と横行結《おうこうけっちょう》腸から
ぶら下がる脂肪のカーテン
胃
切除範囲は35ページ参照

切除後は再建術（→P38）をおこなう

リンパ節も取るのは再発を防ぐため

がんは目にみえる病変だけでなく、その周囲に潜り込んでいることがしばしばあります。病巣を取り除くだけでは隠れたがんを取りこぼすおそれがあります。

胃がんの定型手術で胃の三分の二以上を切除するとともに、明らかに転移がみられない場合でも胃の周囲のリンパ節を取り除く（リンパ節郭清という）のはこのリスクを減らすためです。

手術後は胃の大半が失われるため、食生活などに大きく影響します。しかし、手術はやり直しが難しく、また、再発の危険を減らすには一度の手術で確実にがんを取り除くことが重要なのです。

定型手術の2つのタイプ

切除範囲は、がんのある部位、浸潤の程度、転移の有無によって決まります。

幽門側胃切除術

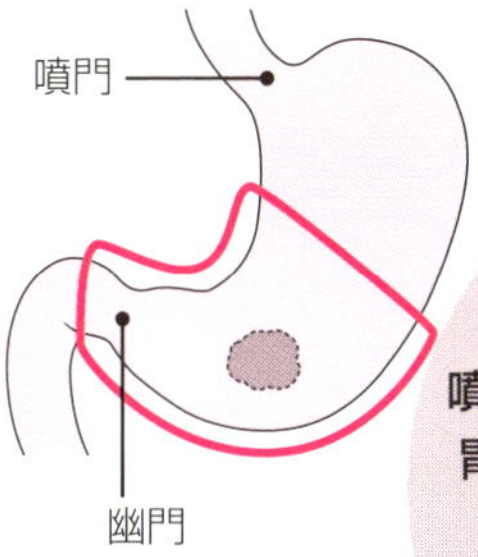
噴門
幽門

出口側を切除

がんが胃の入り口である噴門から離れている場合は、胃の出口側から３分の２～５分の４程度を切除。噴門と胃体部をある程度残せるが、幽門は切除する

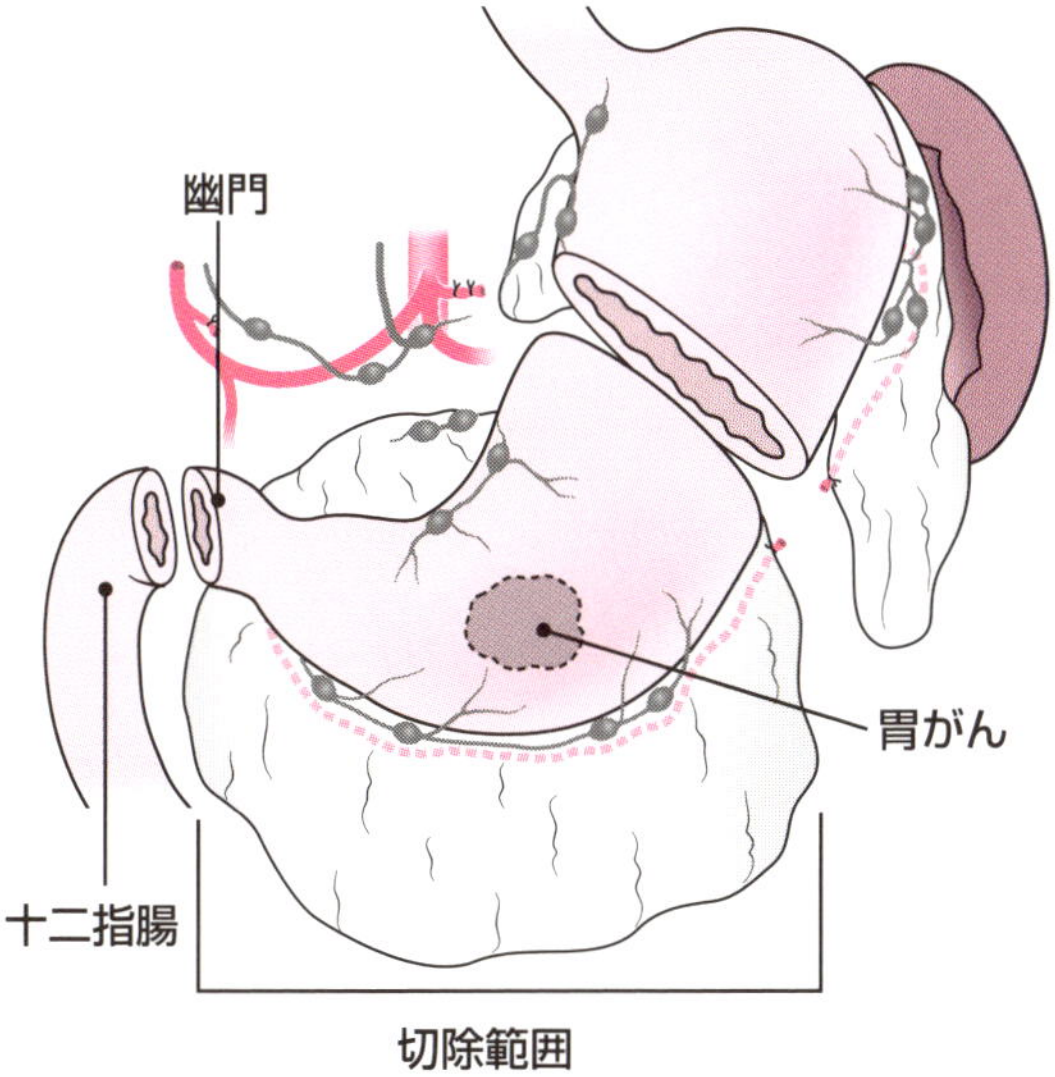
幽門
胃がん
十二指腸
切除範囲

胃全摘術

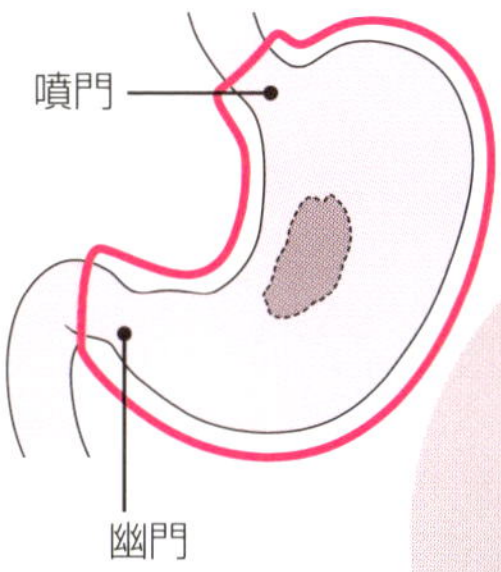
噴門
幽門

胃全体を切除

がんが噴門近くにある場合や、胃全体に広がっている場合、脾臓や膵尾部《すいびぶ》周囲のリンパ節に肉眼で転移がみられる場合は、胃を全摘《ぜんてき》する。

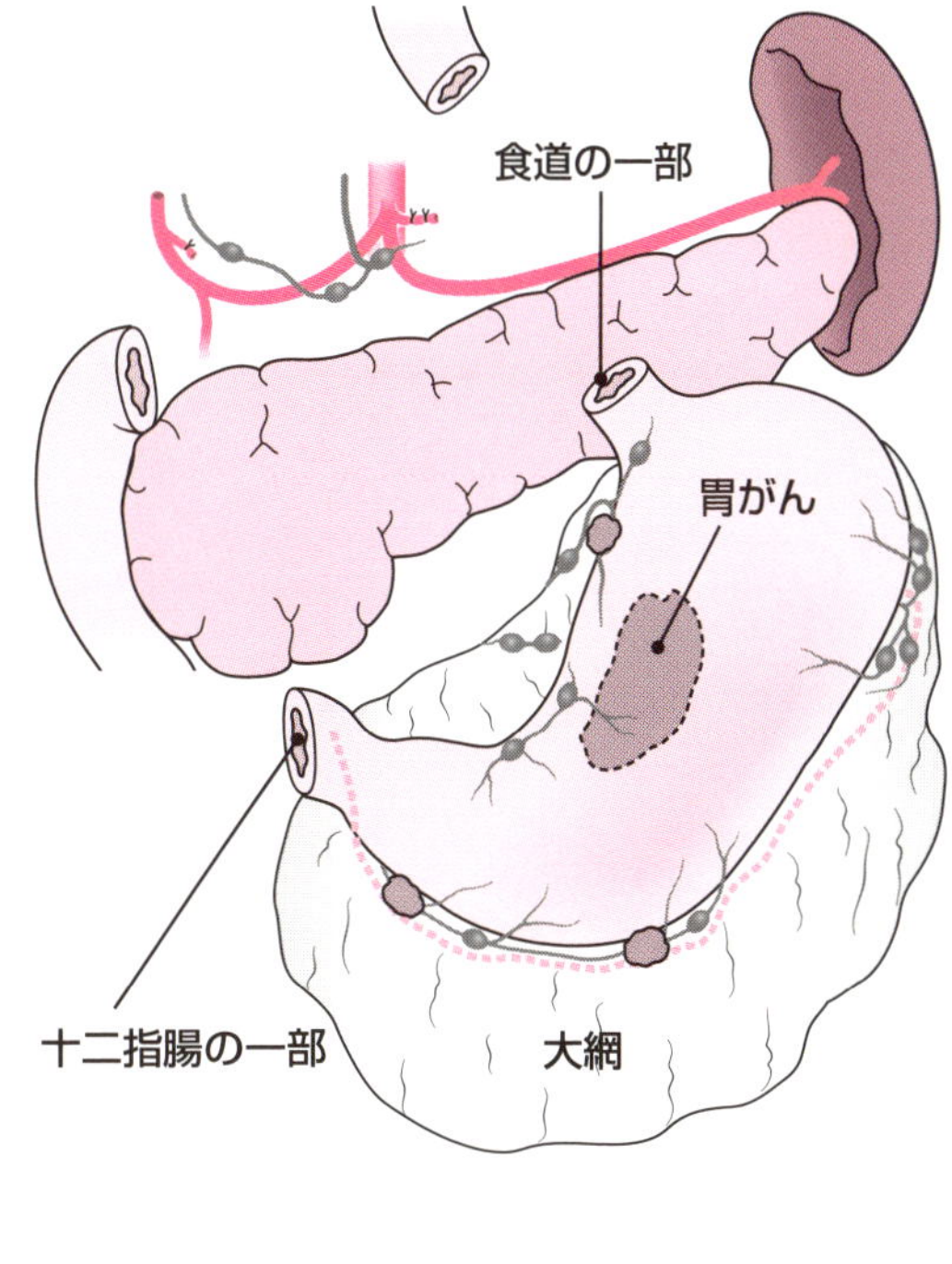
食道の一部
胃がん
十二指腸の一部
大網

機能温存術

定型手術よりも少ない切除ですむ

定型手術よりも切除する範囲を狭めた方法を「縮小手術」といいます。転移の危険性が低いときに選択される方法です。胃の機能を残せる（機能温存）ので、手術後の後遺症を軽くすることができます。

少ない切除で機能を残す

転移の危険性が低いと判断された場合は、定型手術よりも狭い切除範囲ですむ「縮小手術」が選択されます。切除部分が少ないため、胃の機能を残せる点がメリットです。

幽門保存胃切除術

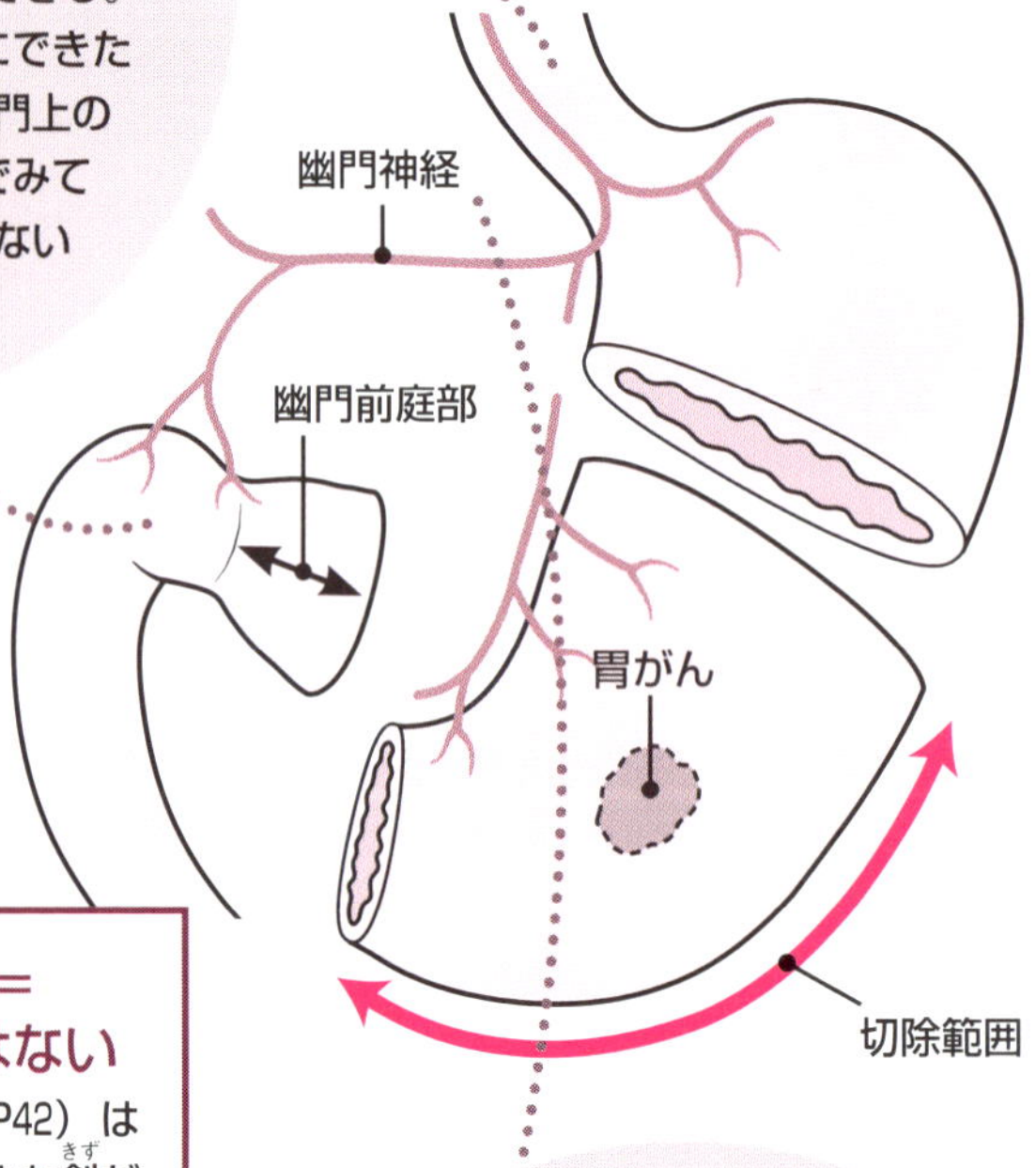

胃の入り口と出口を残す

胃の入り口側３分の１と、胃の出口の幽門を残す方法。幽門の開閉をコントロールする神経も残すので、胃の排出機能を正常に保つことができる。胃のまん中あたりにできた早期胃がんで、幽門上のリンパ節に肉眼でみてリンパ節転移がない場合に可能

神経を残す

幽門保存胃切除術では、幽門の動きをコントロールする神経を切断しないように手術する。神経を残しても、リンパ節郭清はできる

注意！

腹腔鏡手術＝機能温存術ではない

腹腔鏡手術（→ P42）は開腹手術のように大きな創《きず》がないため、縮小手術や機能温存術と勘違いされることがある。しかし、開腹しないだけで、おなかの中では開腹と同じ手術をおこなっている。勘違いのないように。

再発の危険性が低い場合にかぎられる

早期胃がんでは、定型手術よりも手術後の消化機能への影響が少ないことから、機能温存術が積極的におこなわれています。

ただし、だれにでもおこなえるわけではありません。切除範囲を狭めることで再発のリスクが高まることもあり、その危険性が低い場合にかぎられています。

適用できるかどうかを慎重に見極めたうえで選択すべき手術法といえます。

噴門側胃切除術

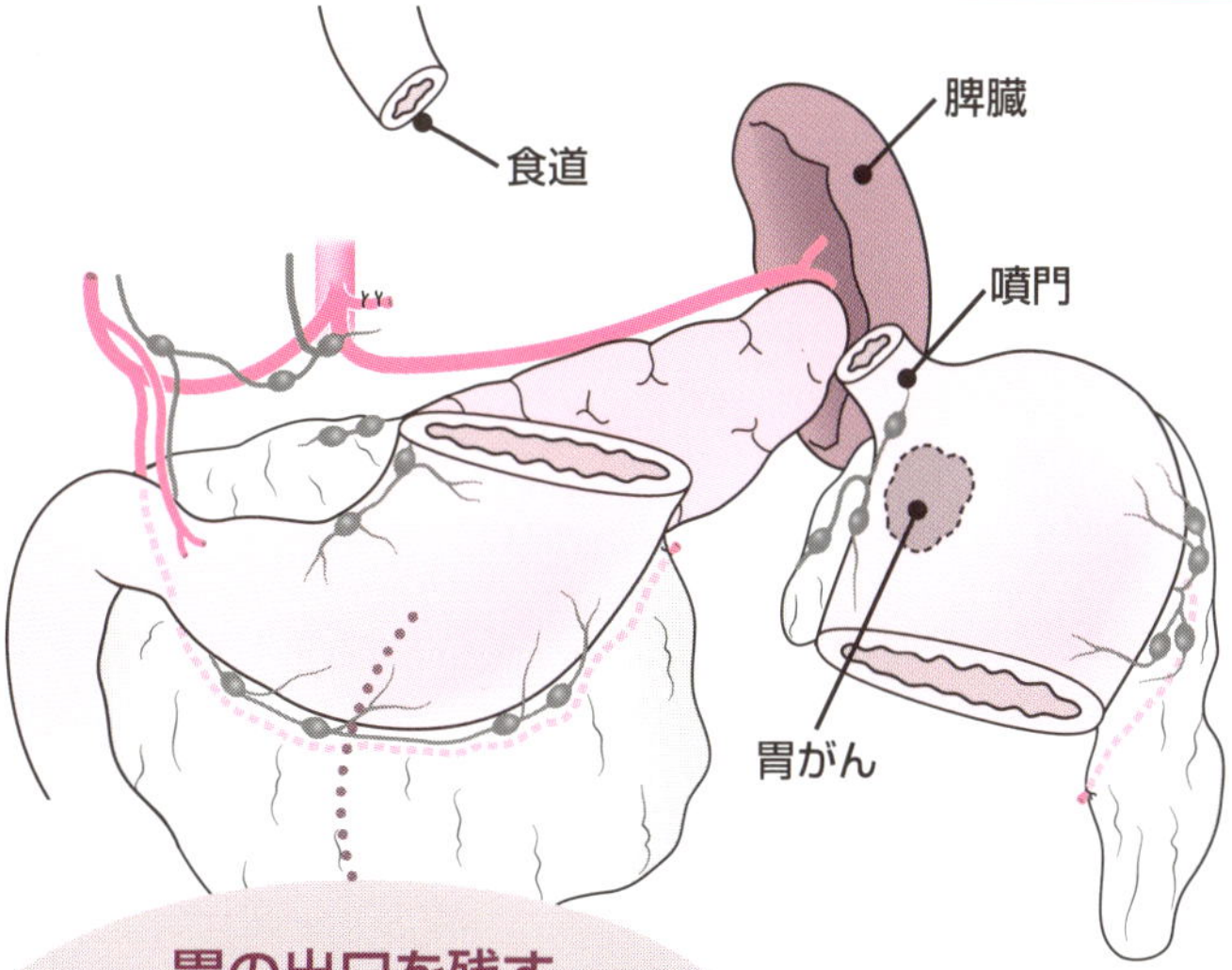

胃の出口を残す

胃の入り口である噴門近くにできた、比較的小さな早期がんの場合に、よくおこなわれる。胃体部をある程度残して、胃の機能を保つ

メリット

機能を残すと後遺症も軽くなる

以前は早期胃がんでも定型手術が中心でしたが、1980年代に入ると積極的に機能温存術がおこなわれるようになりました。消化機能への影響が減り、後遺症が防げたり、軽くてすむようになりました。

しかし、機能温存術はだれにでも適用できるものではなく、条件に合った場合だけです。どの手術を選択するかは、医師とよく相談して決めましょう。

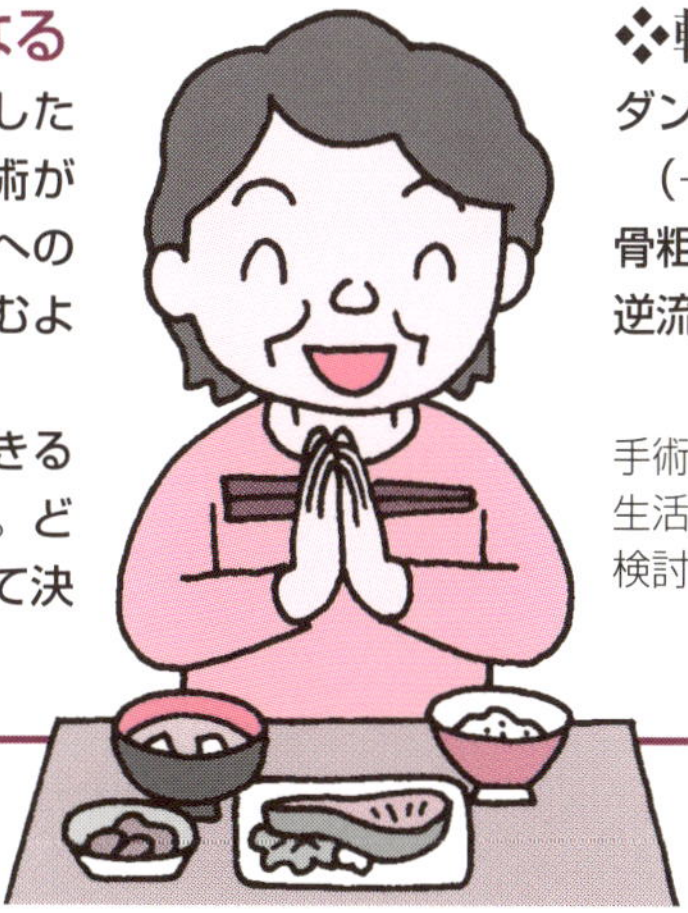

❖軽くできる後遺症

ダンピング症候群（→P68〜75）
骨粗鬆症、貧血（→P86）
逆流性食道炎（→P88）

手術の方法は術後の生活の質も考慮して検討する

再建術

切除部分をつなぐ手術も同時におこなう

胃を切除した後は、新たに食べ物の通り道をつくり直す再建術をおこないます。再建術では、「吻合《ふんごう》」といって寸断された部分をつなぎ合わせますが、その方法にはいくつかの種類があります。

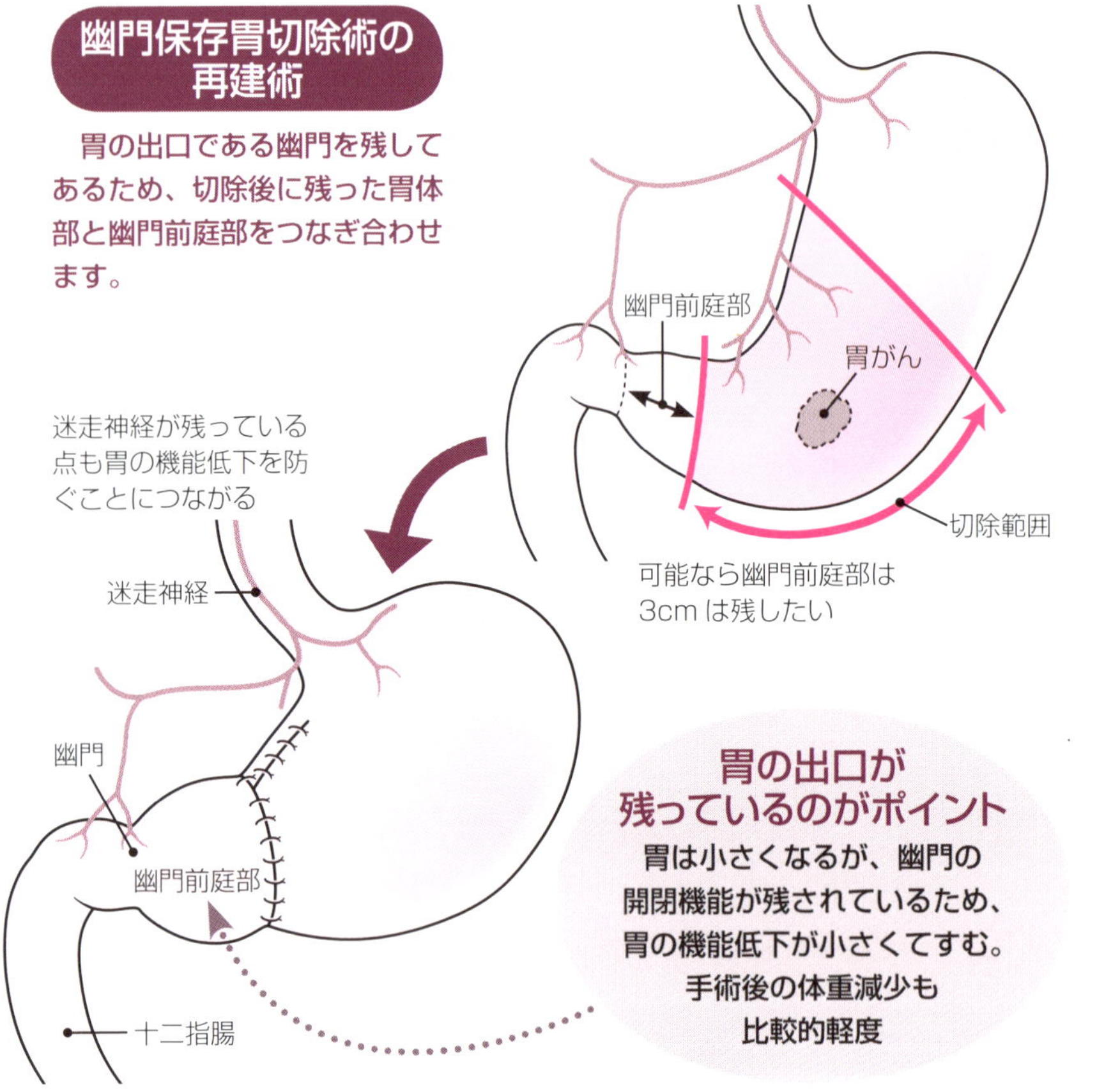
幽門保存胃切除術の再建術
胃の出口である幽門を残してあるため、切除後に残った胃体部と幽門前庭部をつなぎ合わせます。
幽門前庭部
胃がん
切除範囲
可能なら幽門前庭部は3cmは残したい
迷走神経が残っている点も胃の機能低下を防ぐことにつながる
迷走神経
幽門
幽門前庭部
十二指腸
胃の出口が残っているのがポイント
胃は小さくなるが、幽門の開閉機能が残されているため、胃の機能低下が小さくてすむ。手術後の体重減少も比較的軽度

食べ物の通り道を新しくつくり直す

定型手術でも機能温存術でも、胃の一部または全部を切除したあとは胃と腸をつなぎ合わせ、新たに食べ物が通過するための通り道をつくり直す必要があります。これを「再建術」といいます。再建術は、がんの切除術に続いて同時におこなわれます。

再建術の方法は、胃全摘をはじめ、幽門側胃切除術など、どの手術がおこなわれるかによって異なります。

手術後にしばしばみられる食道炎や腸の内容物の逆流といった障害をできるだけ防ぐために、患者さんの状態に適した方法を検討します。

胃切除後の再建術

手術では胃の切除範囲がそれぞれ異なるので、再建術もそれに合わせておこないます。

つなぎ合わせる方法によって縫合《ほうごう》不《ふ》全《ぜん》（→P48）などの合併症が起こる頻度に少し差が生じますが、手術後の食生活への影響についてはほとんど変わりありません。

幽門側胃切除後

ビルロートI法

残った胃と十二指腸を吻合する。

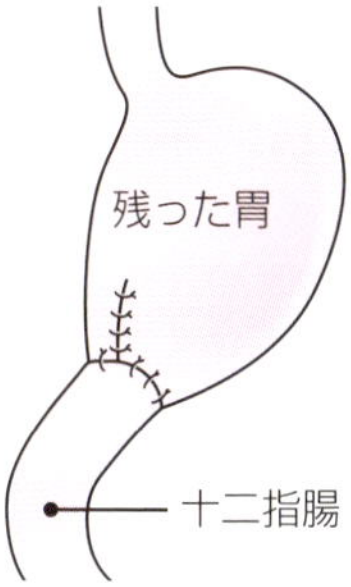

残った胃
十二指腸

ビルロートII法

空腸を切り離さず、十二指腸を閉じて、残った胃と空腸を吻合する。縫合不全が起こりにくい。

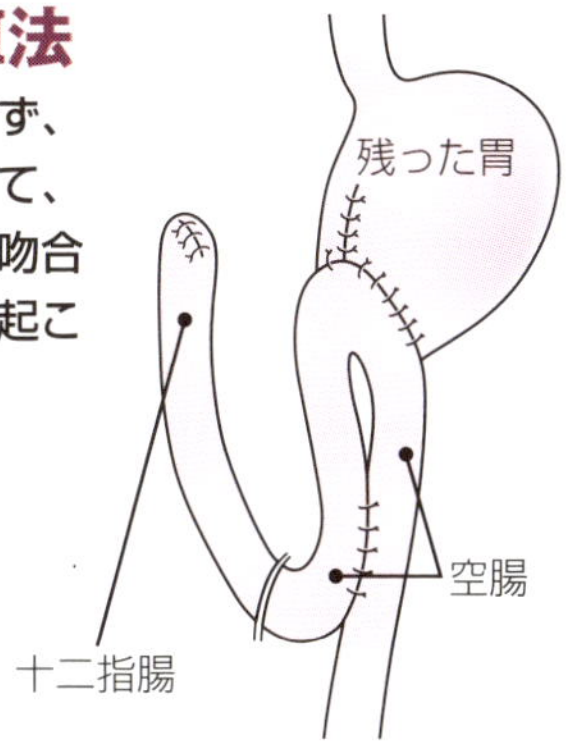

残った胃
空腸
十二指腸

噴門側胃切除後

空腸の一部を使うことも

胃の入り口の噴門側を切除したときは、空腸の一部を切り離して食道と残った胃をつなぐのに使う。

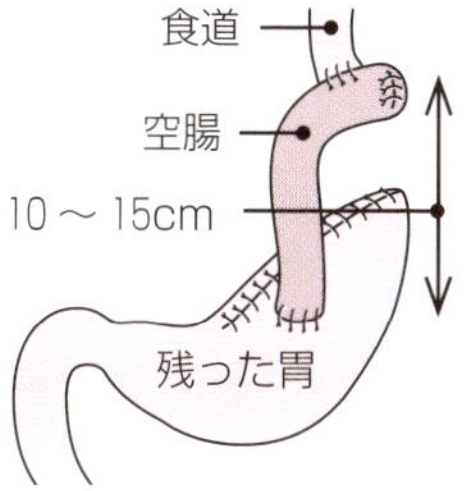

食道
空腸
10 〜 15cm
残った胃

幽門側胃切除後、胃全摘後

ルーワイ法

空腸ABを切り離し、十二指腸の断端を閉じる。空腸Bを引き上げて残った胃（全摘の場合は食道）とつなぎ合わせ、十二指腸のもう片方の断端を空腸につなぐ。

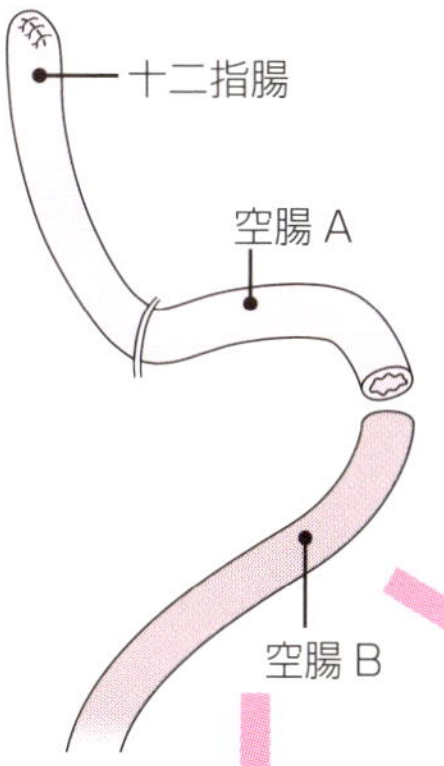

十二指腸
空腸 A
空腸 B

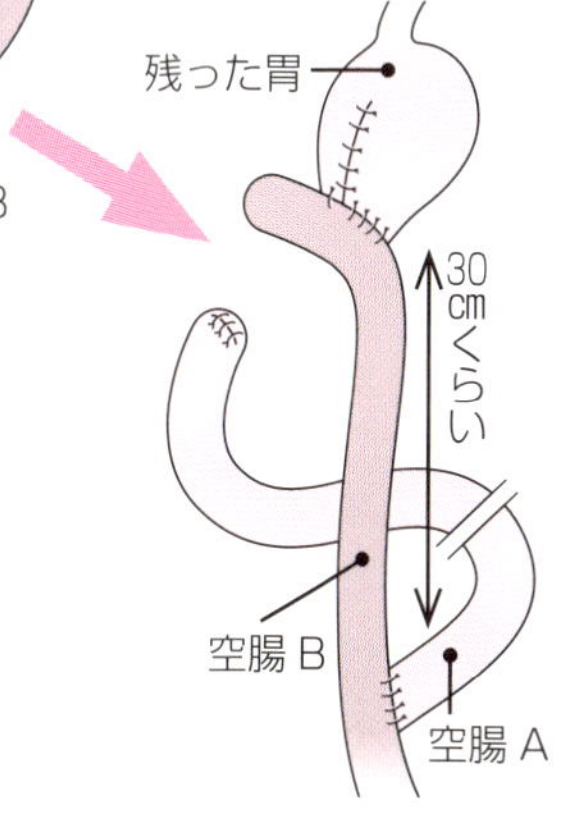

残った胃
30cmくらい
空腸 B
空腸 A

幽門側胃切除後

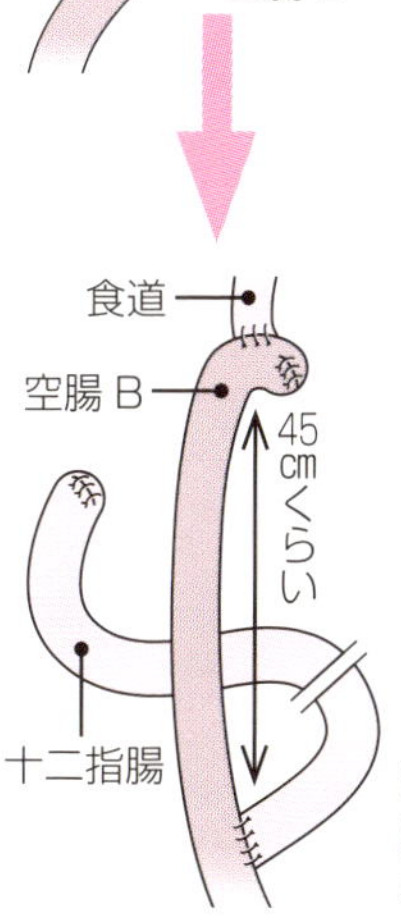

食道
空腸 B
45cmくらい
十二指腸

胃全摘後。引き上げた空腸Bは食道とつなぎ合わせる

空腸：十二指腸に続く、小腸の一部

拡大手術

ほかの臓器にも広がったら大きく切除する

胃以外の臓器にがんが広がっていても手術で取りきれる可能性があるときは、拡大手術にふみきる場合があります。胃だけでなく、ほかの臓器を広範囲に切除します。

胃といっしょに大きく切除することもある

拡大手術とは、胃と周辺のリンパ節に加え、がんが広がっている臓器（全部または一部）も切除する方法です。ステージⅢ以上の進行胃がんでおこなわれることがあります。切除範囲をどこまで拡大するかは、がんの広がり方によって異なります。

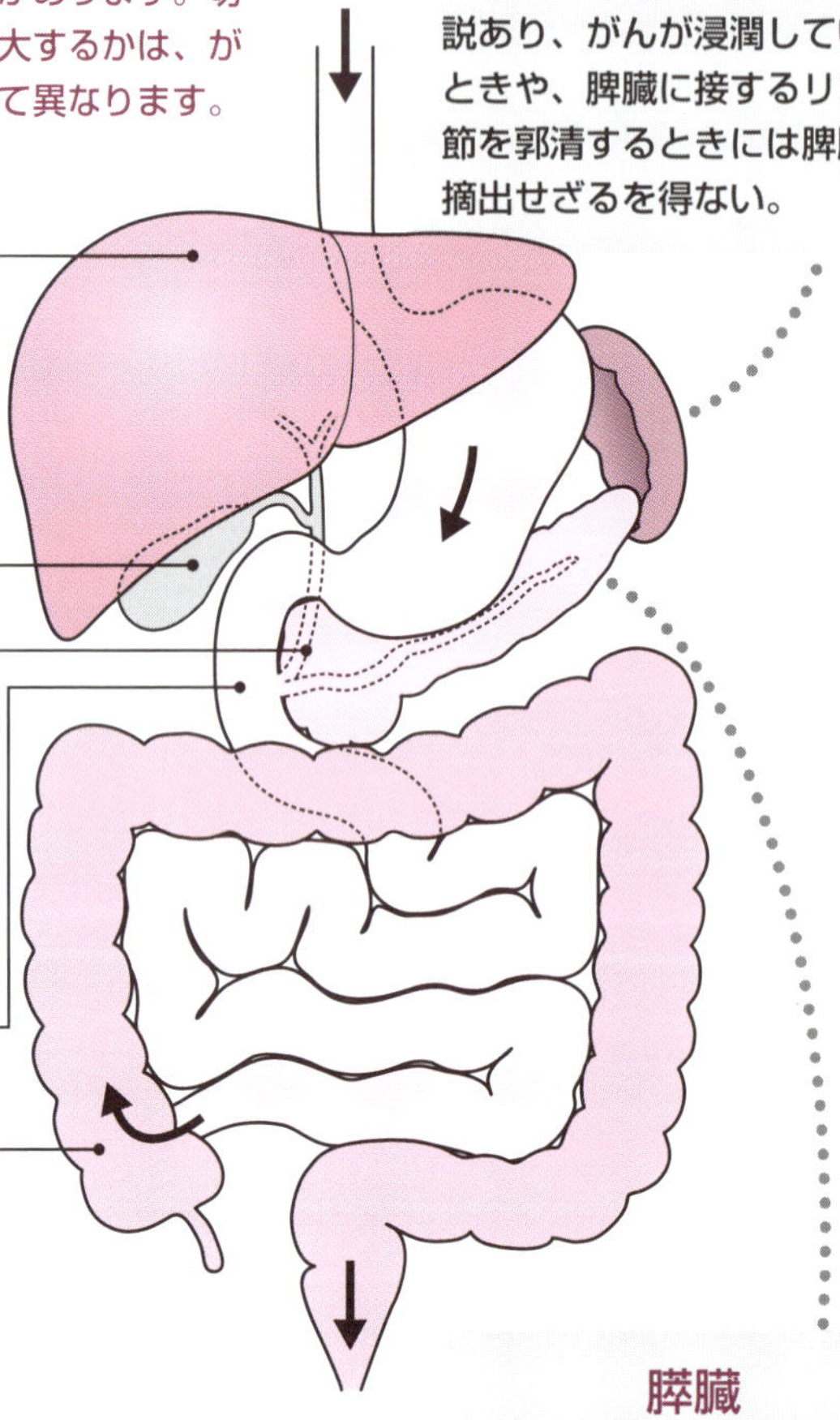

肝臓
がんが広がっている場合は、一部を切除する

胆嚢《たんのう》
浸潤していなくても、手術後の胆嚢炎を予防するために切除することがある

胆管

十二指腸

大腸
がんが広がっている場合は、一部を切除する。胃に近い横行結腸を切除することが多い

脾臓
脾臓の端に接している。古くなった血小板などの処理をするが、役割は詳しくわかっていない。切除については諸説あり、がんが浸潤しているときや、脾臓に接するリンパ節を郭清するときには脾臓を摘出せざるを得ない。

膵臓
膵臓は胃のすぐ裏にあり、胃がんが直接浸潤しやすい。胃と共に膵尾部《すいびぶ》（膵臓の端）を同時に切除する。

がんをすべて取り除けるときにおこなわれる

胃がんは進行に伴って周辺の臓器への浸潤や、より遠くのリンパ節への転移が増えていきます。

この場合、がんの浸潤がみられる周辺臓器の一部を切除することでがんをすべて取り除けると考えられるときには、拡大手術を検討します。

しかし、切除可能だからといって、むやみにその範囲を広げるのは避けるべきとの指摘もあります。切除範囲が大きいと、それだけ患者さんの負担が重くなるからです。

したがって、安全であり、なおかつ定型手術と比較しても良好な治療成績が見込める場合にだけすすめられます。

リンパ節は一定範囲を取る

リンパ節をどこまで切除するかは決められています。広く取りすぎると合併症のリスクを増加し、それに見合うメリットがないこともわかっています。そのため、現在では、決められた一定の範囲を郭清することになっています。

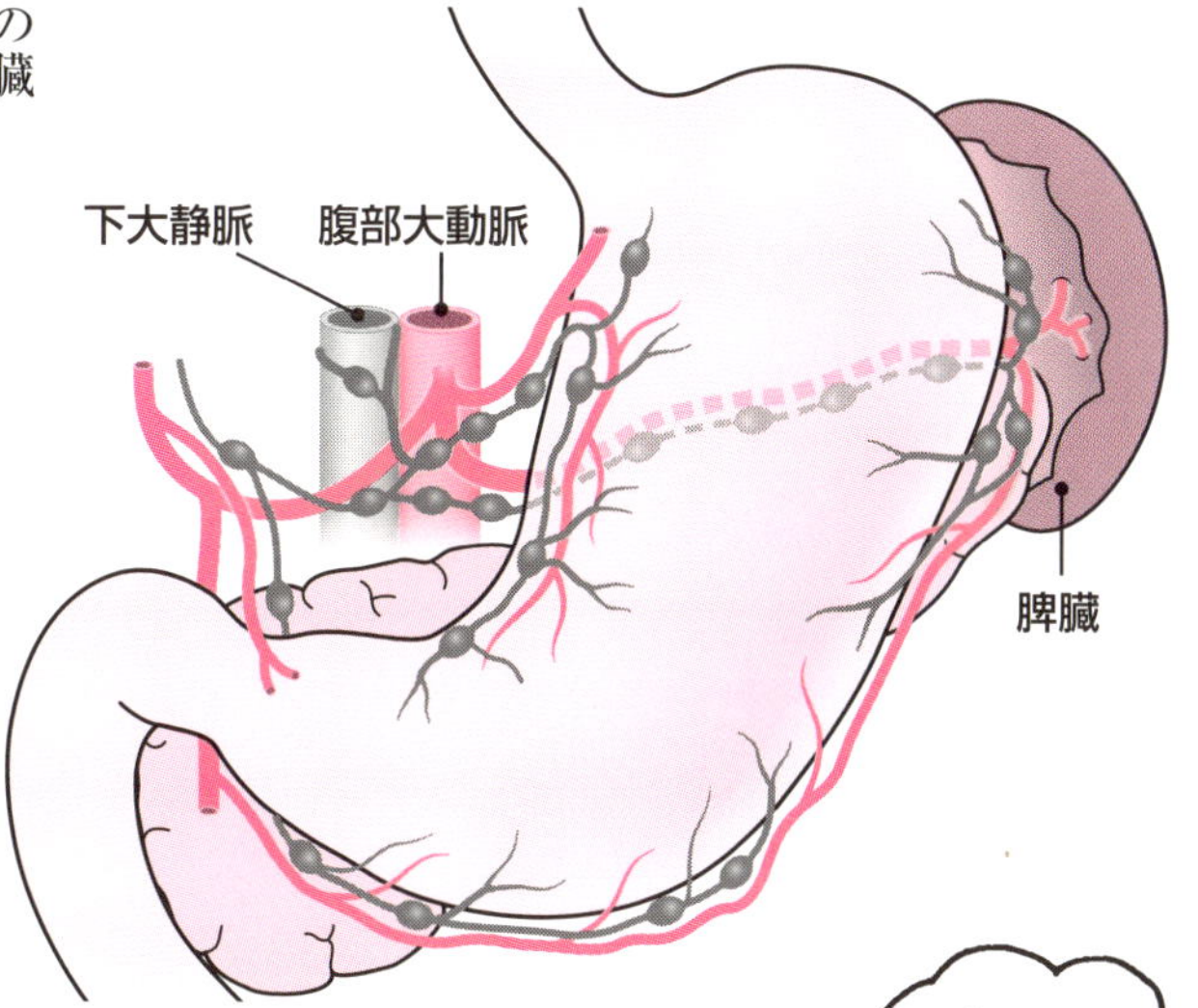
下大静脈
腹部大動脈
脾臓

遠くのリンパ節まで取っても、負担が増えるぶんのメリットがない。郭清は一定範囲にとどめるようになった

取りきれなくても手術することも

がんをすべて取りきれなくても、手術する場合があります。「姑息手術」といって、がんによる症状を緩和するための手術です。

「姑息《こそく》手術」をおこなうのは

- がんによって狭くなった消化管を切除、またはバイパス（別のルート）をつくる
- 胃がんからの出血を止めるため、原発巣を含めて胃を切除する

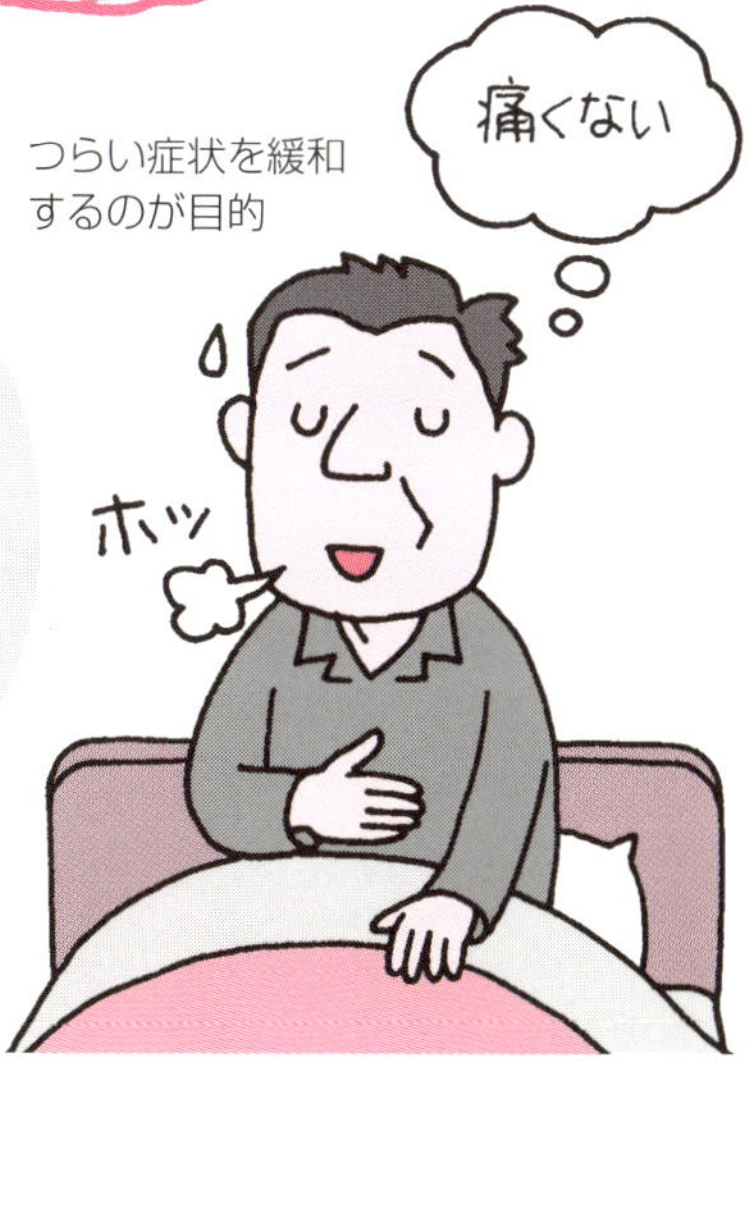
痛くない
ホッ

つらい症状を緩和するのが目的

腹腔鏡手術

おなかを開かないので体への負担が少ない

腹腔鏡手術は、腹部に小さな孔《あな》を数ヵ所開けて、専用カメラや器具を挿入して手術する方法です。体への負担が少なく、手術後の回復が早いことから、手術数が増えています。

創《きず》が小さく、手術後の回復が早い

おなかを開く開腹手術に対し、腹部に小さな孔を数ヵ所開けてカメラや手術器具をさし込み、モニターで確認しながら手術する方法を「腹腔鏡手術」といいます。

開腹手術と比較して創が小さく、患者さんの負担が軽いことから近年手術件数は増えています。

腹腔鏡下でおこなうとはいえ、手術の内容は開腹手術と変わりありません。口から内視鏡を入れて治療する内視鏡的切除と同じだと勘違いしている人もいますが、まったく異なる手術です。内視鏡は胃粘膜だけの処置しかしませんが、腹腔鏡手術では胃やリンパ節の切除などをおこないます。

腹腔鏡手術の長所・短所

腹腔鏡手術の対象は、胃癌治療ガイドラインで決められています。すぐれた手術法ではありますが、長所・短所がそれぞれあるので、理解しておくことが大切です。

長所	・手術中の出血量が少ない ・手術後の痛みが少ない ・美容的にすぐれている ・手術後の回復が早い（歩行開始が早く、入院日数も短い）
短所	・手術費用が高い ・手術時間が長い ・医師の技術力が影響する ・がんに対する長期の治療成績がまだ完全に出ていない

腹腔鏡手術ができるのは

手術前の診断がステージⅠで、幽門側胃切除が適応となっている場合。ただ、リンパ節の切除や吻合が難しいと判断されたときは適応とならない

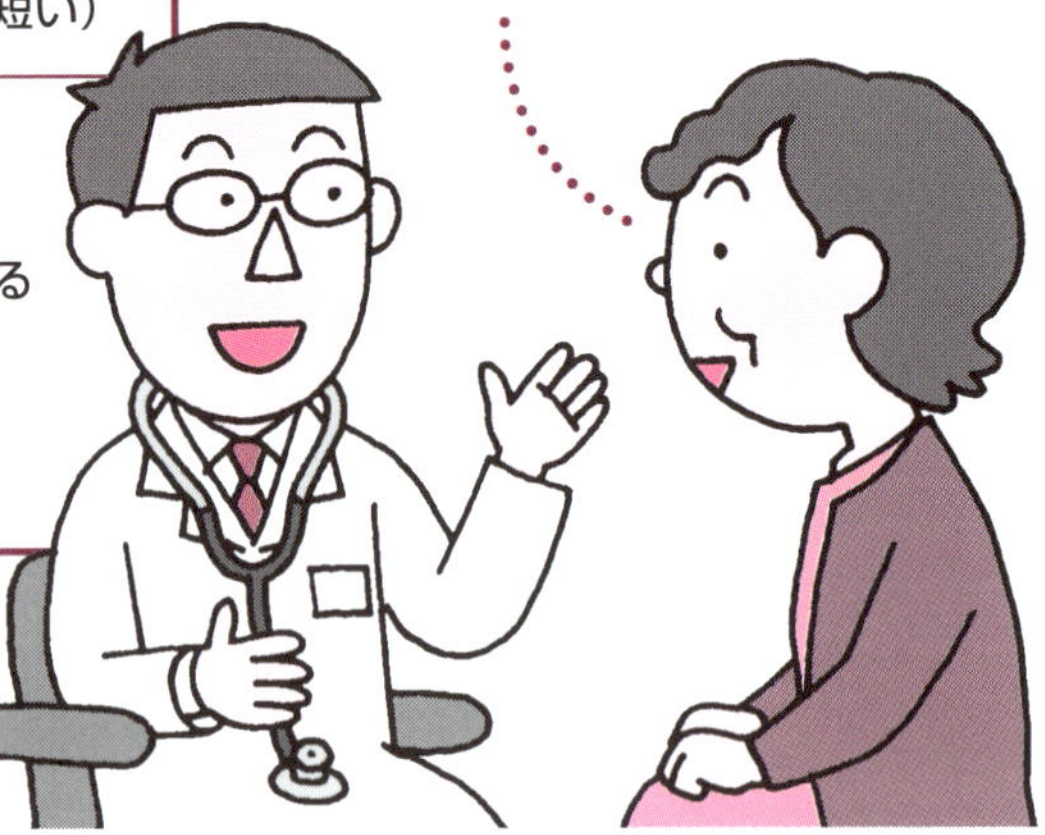

自分の場合は腹腔鏡手術が可能なのか、医師によく聞いてみよう

手術そのものは開腹手術と変わらない

腹腔鏡手術は、おなかを開かないだけで手術そのものは開腹手術と同じです。ただ、開腹手術は実際におなかの中を目でみて直接手でさわれるのに対し、腹腔鏡手術はカメラでとらえた画像をモニターでみながら器具を操作するので、そのぶん高い技術が必要になります。

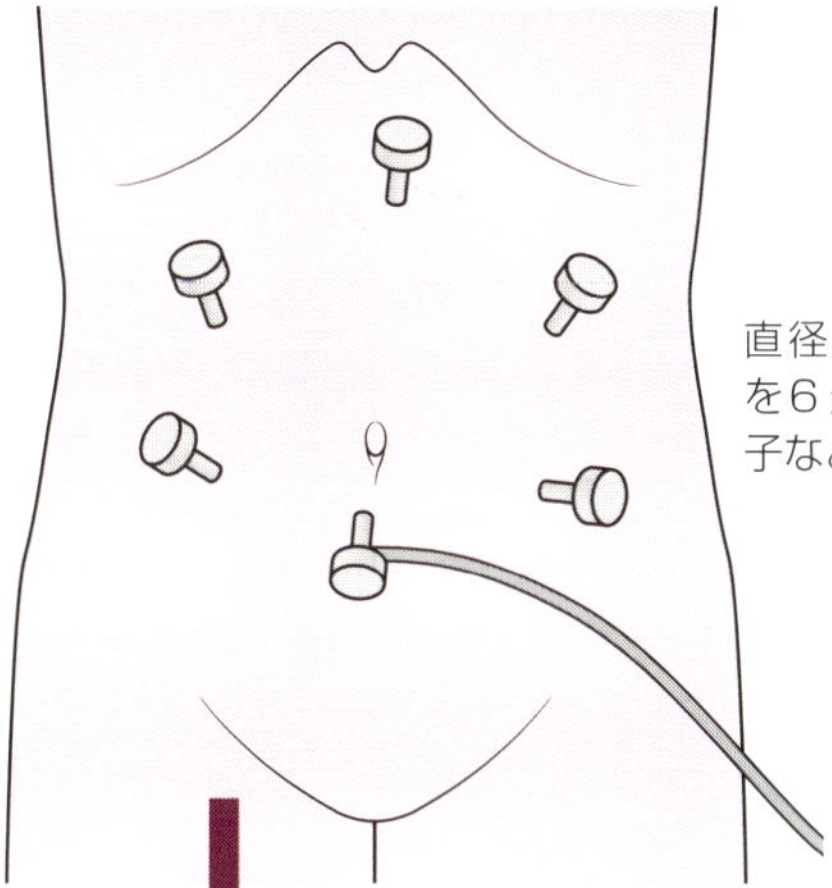

直径 0.5〜1 cm の小さな孔を6ヵ所開けて、カメラや鉗子などの手術器具をさし込む

手術はモニター画面で患部をみながら、器具を操作しておこなう

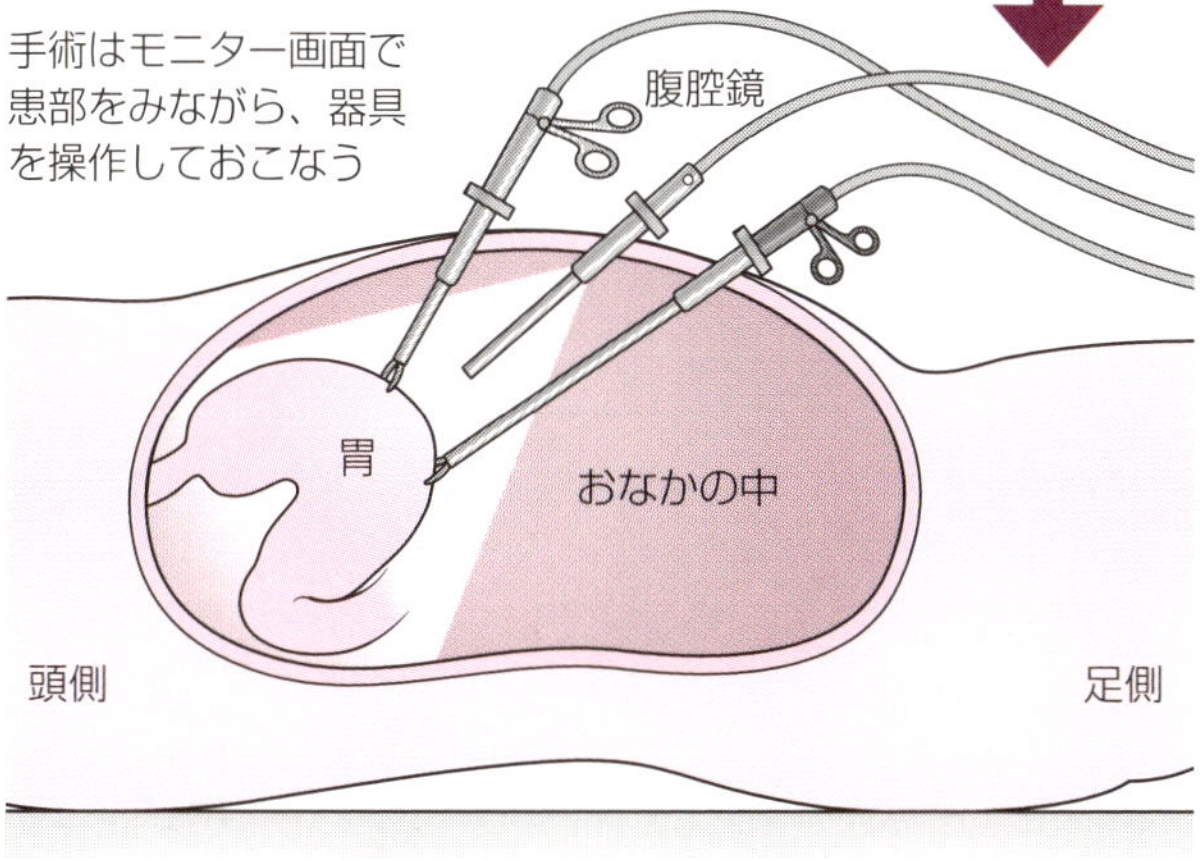

最後におなかを 5 〜 6cm 切り、切除した胃やリンパ節を取り出す

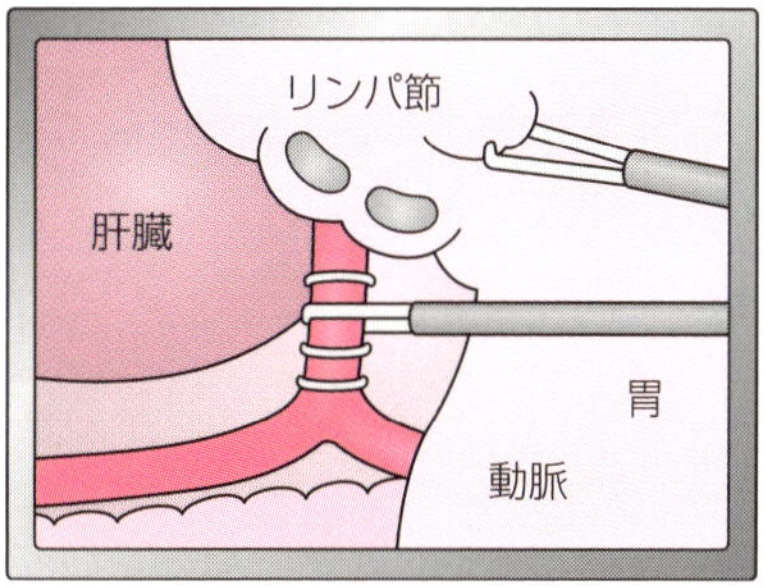

腹腔鏡のモニター画面にはおなかの中が映し出される

ポイント

医師とよく相談してから

がんの広がりによっては腹腔鏡手術が適応にならなかったり、技術的に難しい場合もあったりします。医師とよく相談し、より確実にがんを取り除ける方法を選択しましょう。

注意！

手術の途中で、開腹に切り替えも

腹腔鏡手術が適応となって実際に手術をおこなっていても、がんの広がり方やどうしても視界が悪いといった理由で、そのまま手術を進めるのが難しくなることがあります。この場合は、途中から開腹手術に切り替えます。

こうした予期しない状況による開腹手術への移行は、数%程度なので決して多くはありません。また、すぐに開腹手術ができるようにあらかじめバックアップ体制がとられています。

緩和ケア

がんと診断された日からスタートする

がんの告知は、患者さんや家族にとって非常にショックが大きいものです。がんに伴う心身の苦痛を取り除くのが緩和ケアです。末期だけではなく、がんがわかった当初から受けていくものです。

がんの告知と同時にケアを始める

がんによる苦痛は「全人的苦痛」といわれ、身体的苦痛、精神的苦痛、スピリチュアルペイン（死の恐怖や死生観に対する悩みなど）、社会的苦痛などがあります。これらを少しでも和らげるため、告知の段階からケアを始めます。

精神的な苦痛、スピリチュアルペインの緩和

不安や恐れ、怒り、いらだち、孤独感などさまざまな感情に苦しみ、うつ状態になることも多い。必要に応じて精神科医や臨床心理士が治療やカウンセリングをおこなう

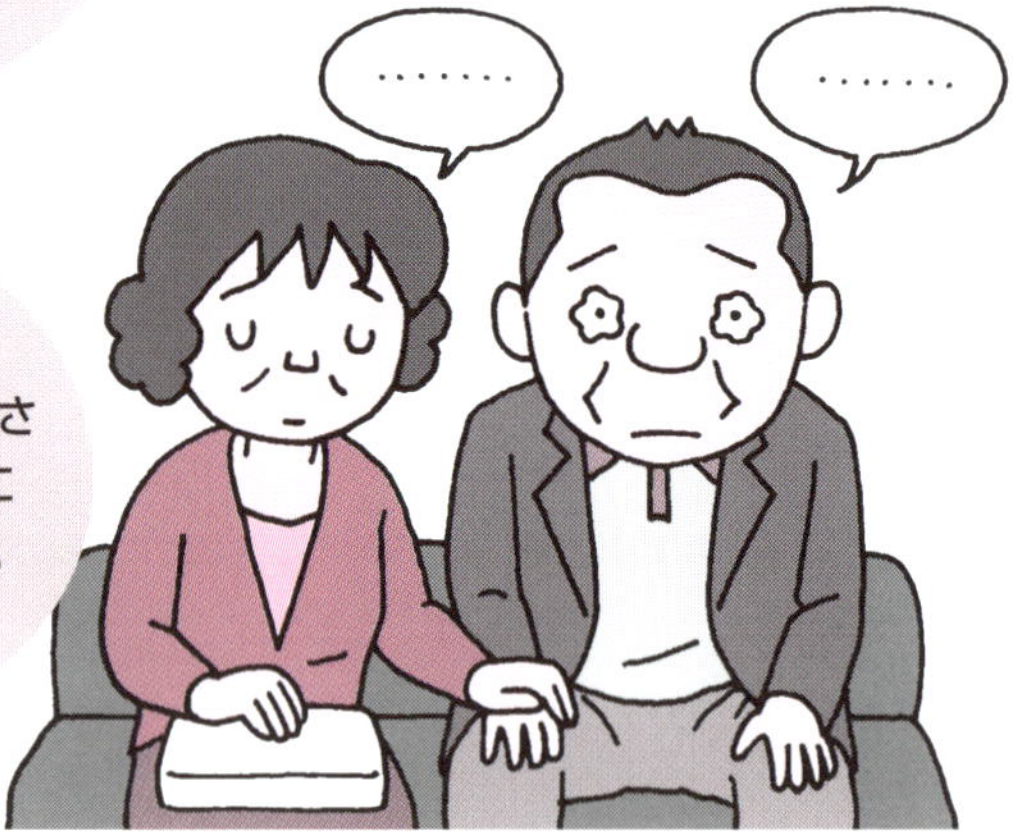

緩和ケアも大切な治療の一環。悩みがあるときはぜひ相談しよう

身体的苦痛のケア

がんそのものによる痛みや症状、治療に伴う吐き気やだるさなどのつらい症状、思うように動けない苦痛などを緩和する。主に医師や看護師、薬剤師が担当する

薬物治療

●痛みに対して

必要に応じて鎮痛剤を使う。痛みの強さにより、段階的に非ステロイド性消炎鎮痛薬や麻薬性鎮痛薬を使い分ける。

●その他の身体的症状に対して

抗がん剤の副作用や進行に伴って現れる症状を薬で緩和する。強力な吐き気止めや咳止め、モルヒネの副作用による便秘には下剤などで対処する。

社会的な不安への対応

仕事を続けられるのか、解雇されたりしないかといった悩みや、経済的な不安や家庭内の問題などで治療が妨げられないように手助けする。医療ソーシャルワーカーが担当することが多い

緩和ケアは専門のチームがあたる

がんによる全人的苦痛を緩和するためには、それぞれの専門家が担当します。医療機関によって異なることもありますが、たいていは医師と看護師、薬剤師、医療ソーシャルワーカーなどによってチームが編成されています。

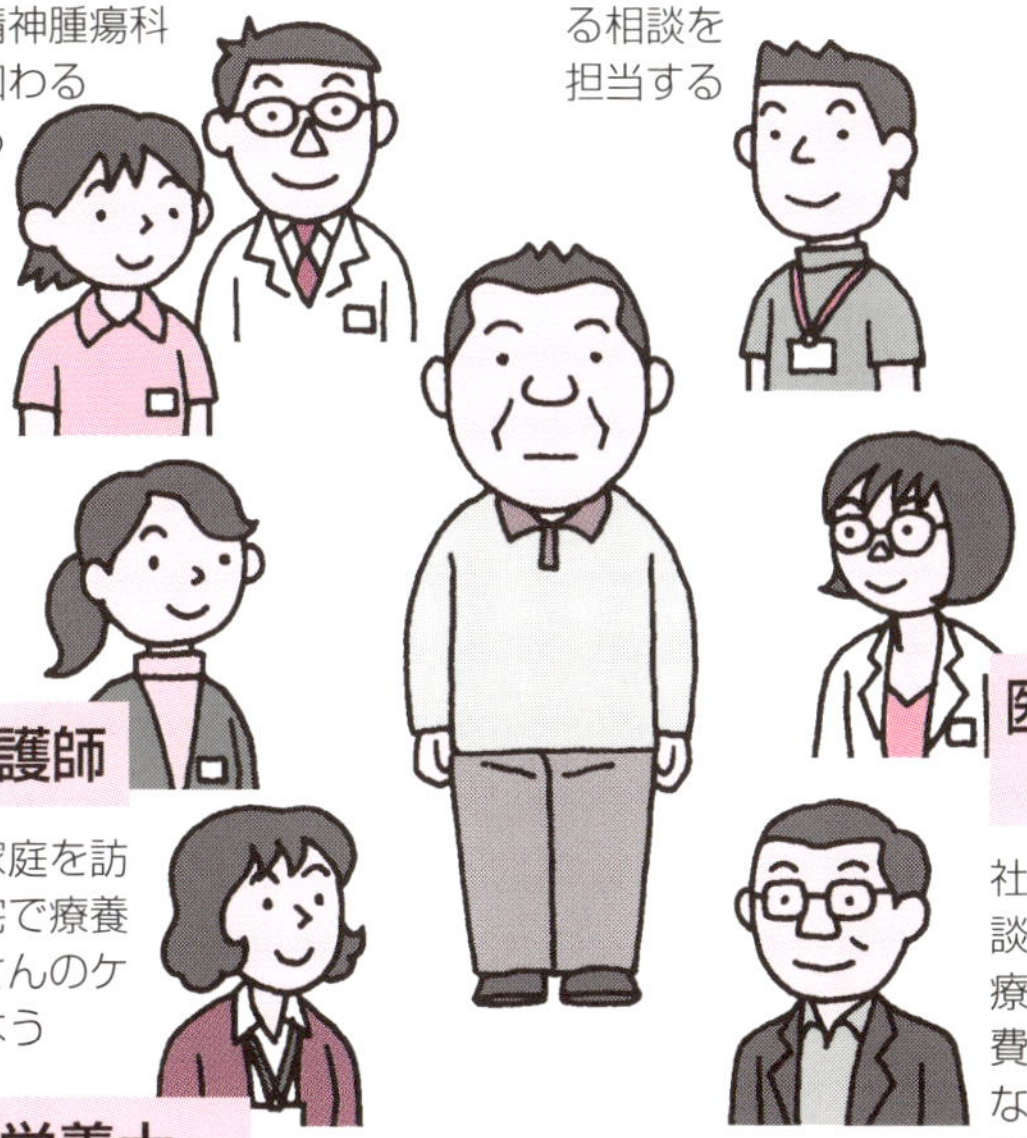

医師・看護師
がんの主治医のほか、がん患者の精神的ケアが専門の精神腫瘍科の医師が加わることもある

薬剤師
抗がん剤の副作用など、薬に関連する相談を担当する

緩和ケアは入院中だけでなく、通院中や在宅で療養する場合にも受けることができる

医療ソーシャルワーカー
社会福祉関連の相談を担当。がん治療に伴う高額療養費の支援、手続きなどの相談にも応じる

訪問看護師
看護師が家庭を訪問し、自宅で療養中の患者さんのケアをおこなう

管理栄養士
術後の食生活や抗がん剤治療による副作用があるときなど、食事に関するアドバイスをおこなう

臨床心理士
精神的な苦痛があるとき、カウンセリングを担当する

患者さんとその家族のサポート、ケアが目的

緩和ケアというと、末期の患者さんに対する痛みなどのつらい症状を和らげる治療のことだと思っている人が多いのですが、それだけではありません。本来の緩和ケアはがん告知の段階から始められ、内容も広範囲に及びます。

がんの告知をされるのは、本人はもとより家族にとっても衝撃的なことです。将来を考えて不安になり、悲観する人がほとんどです。緩和ケアはがん治療と並行し、患者さんや家族の心身両面を支え、ケアすることが目的です。

具体的な治療のことだけでなく、精神的な悩み、仕事や経済的な問題などにも対処します。

緩和ケアの相談は……

緩和ケアを受けたいとき、現在かかっている医療機関が「がん診療連携拠点病院」であれば、緩和ケアのチームが整っているので、すぐに対処してもらえます。

がん診療連携拠点病院でない場合は、病院の患者相談窓口のほか、がん相談支援センターや地域医療連携室に相談します。インターネットでも全国のがん相談支援センターがある最寄りの医療機関を調べられます。

入院中のスケジュール

手術後は約一〇日間経過をみる

胃を切除する手術は体に大きな負担をかけます。手術後、体が安定した状態に戻るまでは一〇日間から二週間ほど入院して、経過を観察する必要があります。

スケジュールは開腹も腹腔鏡も同じ

胃がんの手術で入院する場合、胃全摘術、幽門側胃切除術、噴門側胃切除術などで共通のクリニカルパス（治療計画表）があり、基本的にはこれに従って管理されます。開腹手術でも腹腔鏡手術でも同じスケジュールです。

手術前の検査は通院してすませることが多いので、入院は手術の１～２日前となる

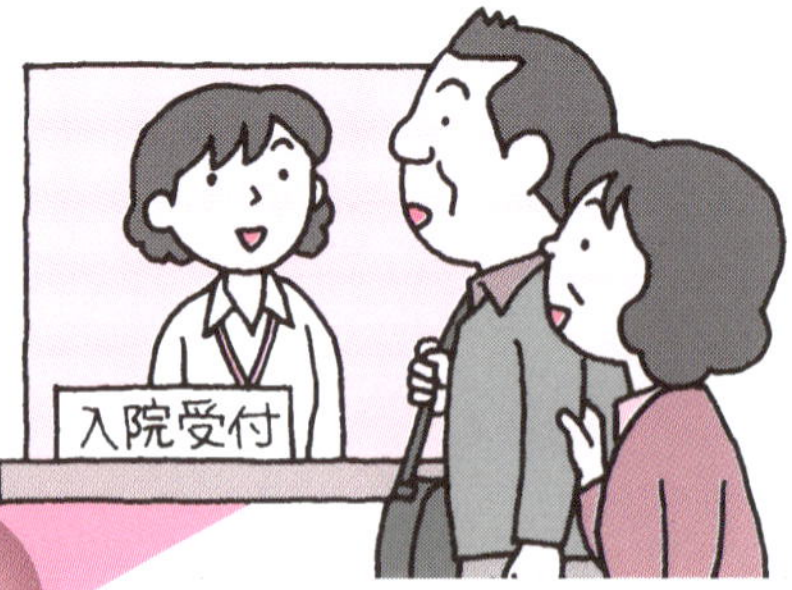

入院

クリニカルパスに基づいて進める

入院すると、今後の予定が記されたクリニカルパスが渡される。医師や看護師も同じクリニカルパスに従っており、患者さんと情報を共有できるようになっている。

手術前日

切開する部位の除毛、下剤の服用など。

手術当日

感染予防の抗生剤を投与。手術は開腹、腹腔鏡とも全身麻酔でおこなわれる。手術時間は切除範囲や手術法によって変わるが、数時間かかる。手術後は絶食、水分摂取もできない。

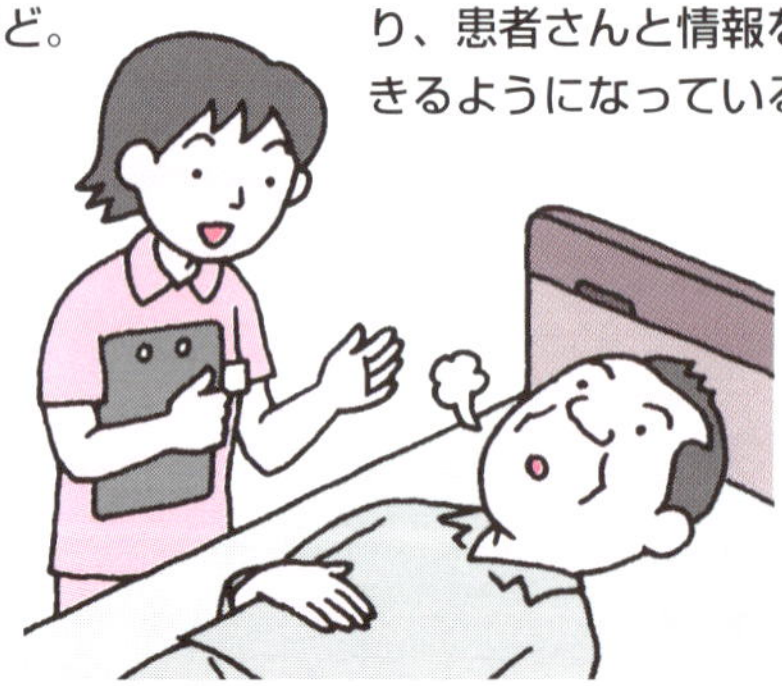

手術前に腹式呼吸や痰の出し方を練習

手術後の肺合併症や縫合不全、腸閉塞などの予防が目的。肺や腸の動き、血行をよくするための腹式呼吸や、痰が気管や肺にたまらないように出す練習もしておく。

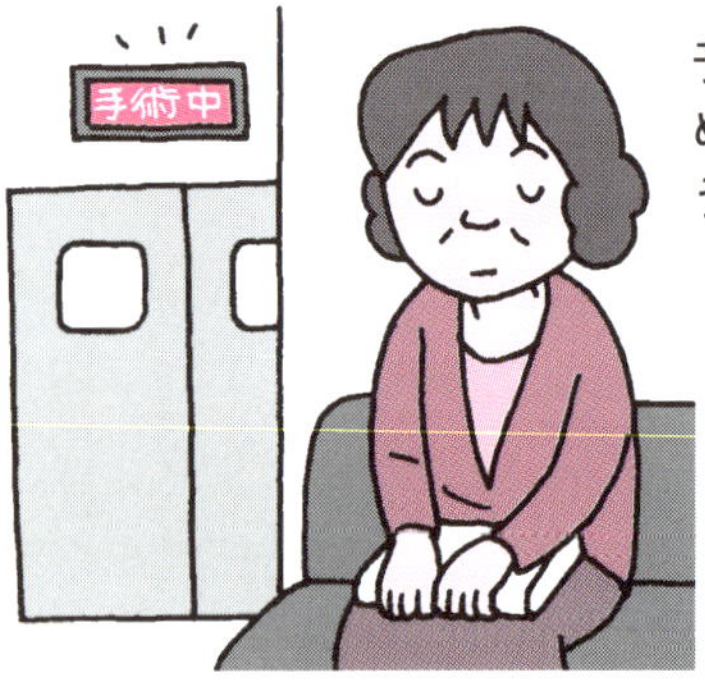

手術時間は予定より長引くことも

実際に手術を始めたら、予定よりも時間がかかることはよくある。この場合は手術後に主治医から説明がある。

体調が落ち着けば退院も早い

入院期間は約一〇日間が目安ですが、以前に比べると短くなっています。飲食ができ、体調も安定していれば早く退院できます。開腹手術より腹腔鏡手術のほうが入院期間は短くてすみます。

ただ、いずれの場合も退院後すぐに元の生活に戻るのは難しいといえます。ほとんどの人が術後一〜二ヵ月は体重が徐々に減り、食事も十分にとれません。ゆっくりした養生が必要です。

食事は2〜4日目から

ジュースなどから始め、三分粥、五分粥、全粥と進む。少しずつ、ゆっくり食べるように指導される。

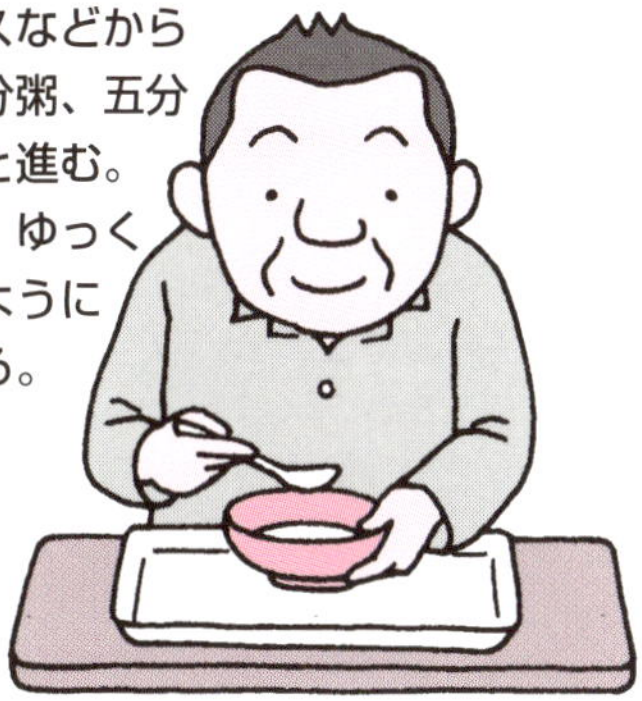

体に傷がついた生理的反応として38度前後の発熱があるが、解熱剤で対処する。手術後の痛みには鎮痛剤も使う。鼻から胃に入れたチューブ（胃管）は当日か1日目に抜くことが多い。水分摂取もこの日から。

個人差があるが、手術後2〜4日目から固形食を始める。

麻酔で使用した硬膜外チューブや尿道留置カテーテルを抜く。

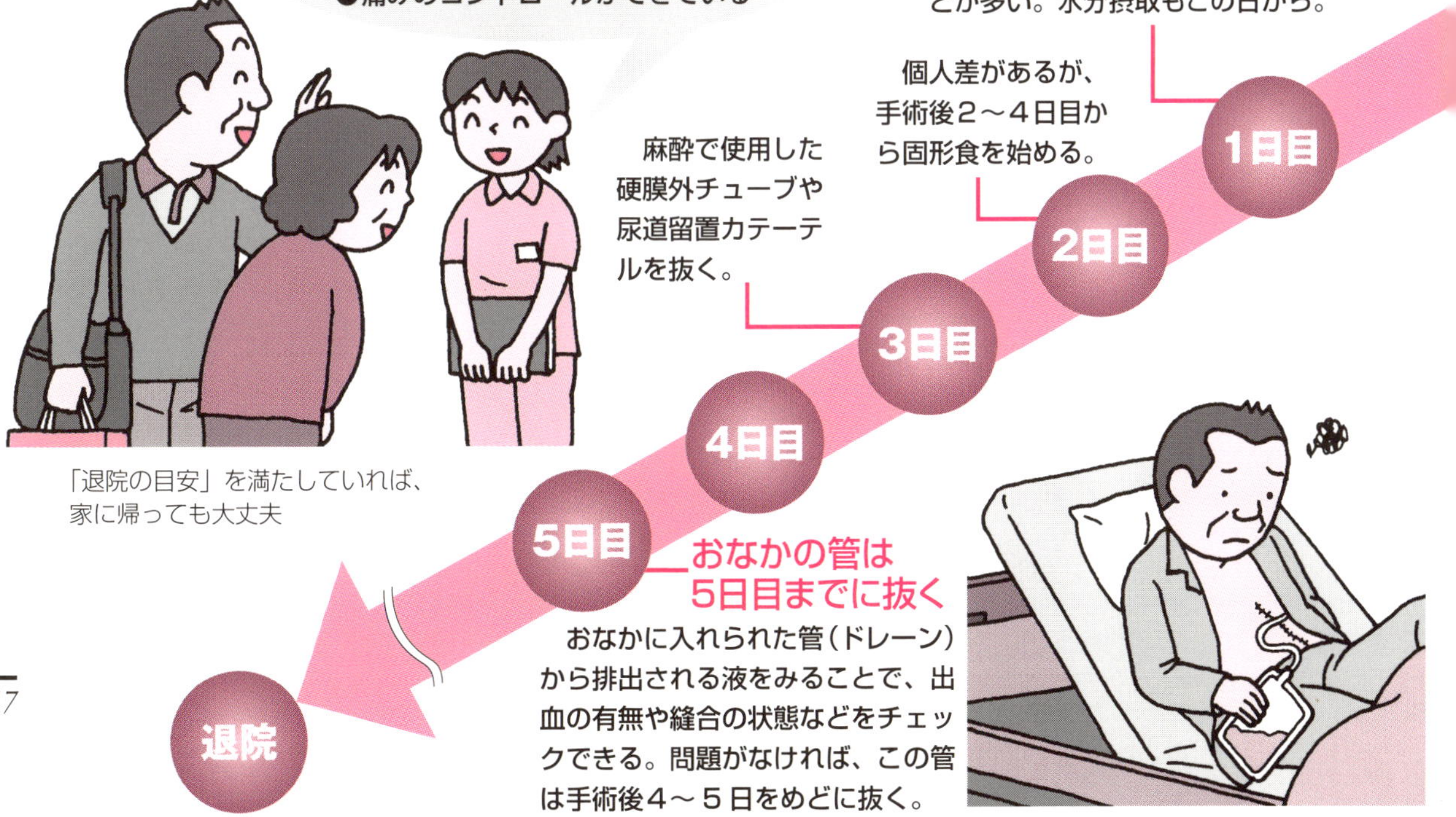

おなかの管は5日目までに抜く

おなかに入れられた管（ドレーン）から排出される液をみることで、出血の有無や縫合の状態などをチェックできる。問題がなければ、この管は手術後4〜5日をめどに抜く。

退院の目安

- 平熱になり、体調が安定している
- 安定して食事ができる
- 痛みのコントロールができている

「退院の目安」を満たしていれば、家に帰っても大丈夫

入院中の注意点

いち早く体を動かし、手術後の合併症を防ぐ

無事に手術が終わっても、手術後一～二週間のうちに思わぬ障害や病気が出ることがあります。手術の合併症です。予防するには、手術後できるだけ早く体を動かして回復を促すことです。

合併症が出ることもある

合併症にはさまざまな種類がありますが、胃がんの手術後によくみられるのは以下の４つです。手術後１～２週間後に発症することが多く、この時期を過ぎれば合併症の心配はほぼなくなります。

縫合《ほうごう》不全（リーク）

縫合した部分から飲食物や消化液などが漏れ出す状態。手術直後では腹膜炎に、４～５日後以降では腹腔内膿瘍になるおそれがある。ほとんどの場合は絶飲食で治療するが、重症の場合は手術で漏れを体外に排出させ、治まるまで腹腔内洗浄を続ける。

腹腔内膿瘍《のうよう》

縫合不全や膵液瘻によって起こる。腹腔内に膿《うみ》の塊ができるため、これを体外に排出して感染を防ぐ。敗血症が起こる危険があるため、全身管理を徹底する。

肺炎

痛みのためにあまり動かず、横になったままでいると呼吸が浅くなって肺の中に分泌物（痰《たん》）がたまりやすい。痰を出せない状態が続くと感染を起こし、肺炎となる。

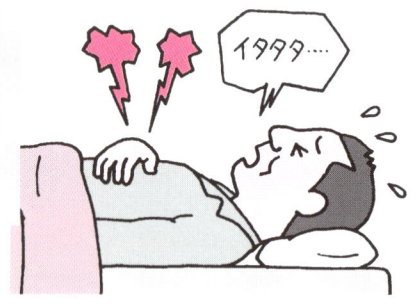

手術のあとは、痛みのためもあって、つい横になりがち

膵液瘻《すいえきろう》

膵液（膵臓が分泌する消化液）が一時的に漏れ出す状態。感染を併発し、発熱する。胃といっしょに膵臓の一部を切除したとき、周囲のリンパ節を郭清したときに多い。また、脾臓を摘出した例では摘出しない場合の２倍発生する。

その他にも

切開創（皮膚の縫い目）の感染、腸閉塞（→ P90）、縫合部からの出血、点滴のカテーテルからの感染などが起こることもある。

注意！

内視鏡的切除でも合併症は起こりうる

病巣のある粘膜を取り除く際に穿孔《せんこう》（孔が開くこと）したり、剝離した部分から出血したりすることがあります。この場合は内視鏡で治療するか、薬で対処します。

手術後一週目の発熱は合併症のサイン

治療技術や手術後の管理が進んだこともあり、現在胃がんの手術はかなり安全になり、合併症が起こるリスクも低くなっています。

しかし、可能性はゼロではないため、体調変化には注意が必要です。特に、手術後一週目を過ぎたころの発熱は要注意です。

すぐに薬物療法などで治療する必要があるので、がまんせず医師や看護師に伝えてください。

多少つらくても歩くことで回復が早まる

手術後の合併症のうち、肺炎は体を動かすことで予防できます。痰がたまらないように去痰薬《きょたんやく》を使いますが、自分でも積極的に寝返りを打ったり、歩いたりして体を動かします。

しばらくは創が痛むので、少しつらいかもしれませんが、早く体を動かすことで回復を促す効果があります。

できるだけ早く、起きて歩く

回復を促すには、「早期離床」がポイントです。できるだけ早い段階で、体を起こし、歩くようにします。

深い呼吸を心がける

横になっていると呼吸が浅く、痰がたまりやすい。気管に痰がたまって「無気肺」になると、息苦しさや発熱の原因になる。腹式呼吸で深い呼吸を心がけると予防できる

手術の翌日から歩こう

立ち上がるだけで、あお向けに寝ているよりも深い呼吸ができ、肺炎予防や腸の動きを刺激する効果がある。特に問題がなければ、手術後1日目からがんばって歩く練習を始める

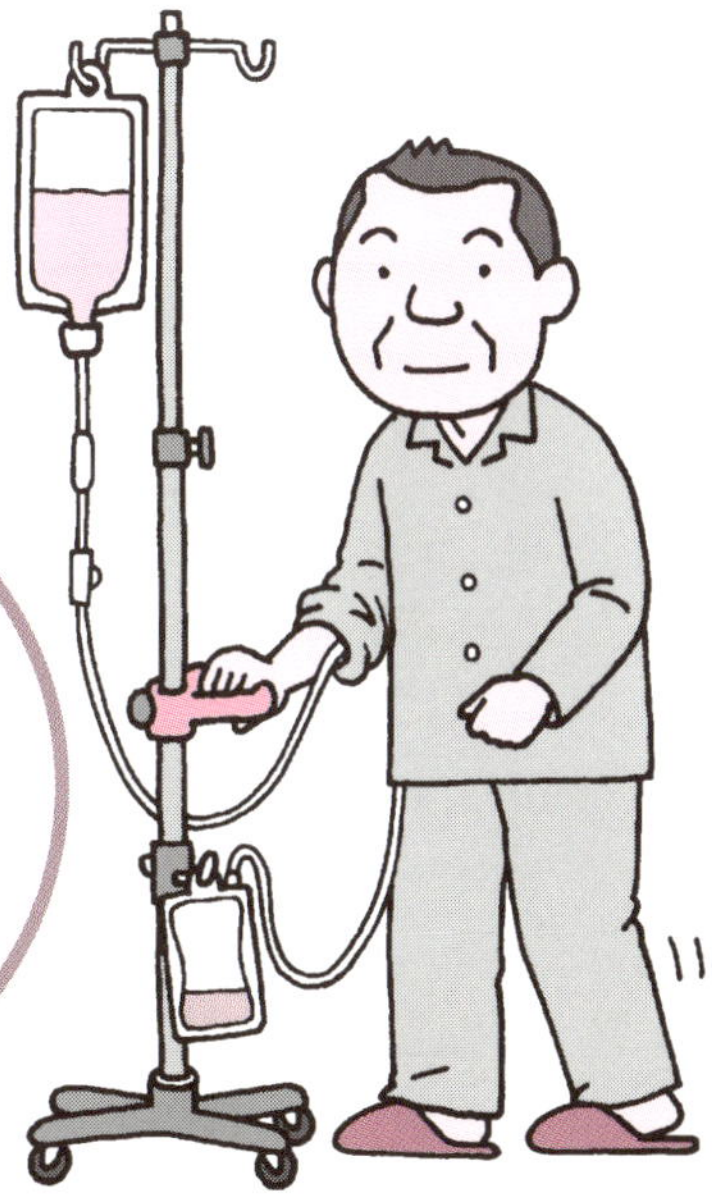

歩くと腸の機能回復にも役立つ

禁煙する

タバコを吸う人はふだんから粘り気の強い痰が多く、手術後にさらに痰が増え、咳き込むと創が痛む原因になる。手術が決まった時点で禁煙が必須

ポイント

こんな人は合併症を起こしやすい

高齢者や栄養状態の悪い人、タバコを吸う人、呼吸器の持病がある人は手術後の合併症を起こしやすい。そのほか、肥満、心臓病、腎臓病、肝臓病、糖尿病がある人も要注意。

COLUMN

医師の説明を聞き、疑問や不安を解消しておく

医師、患者さん、家族で十分に話し合う

胃がんと診断され、手術することになったとき、本当にそれでいいのか、ほかの治療法があるのではないかと迷うかもしれません。

主治医から提案される手術の方法は、その患者さんの胃がんのステージに加え、年齢や持病の有無、全身状態を考慮した結果ですから、ほかの人の治療法と比較しても意味がありません。もし、疑問や不安があれば、家族もまじえて、主治医とよく話し合いましょう。

最終的な選択権は患者さん本人にある

主治医がすすめる治療法に納得がいかないときは、いきなり病院を替えたりセカンドオピニオンをとるのではなく、まず主治医に十分な説明を求めてください。

そして、要望があるなら伝えます。後遺症が出てもいいから、できるだけ再発の危険を減らしたいとか、高齢なので手術はしたくないなど、自分の希望をはっきりと伝えましょう。あくまで選択権は患者さんにあるのです。

医師に確認しておきたいこと7項目

①病気についての正確な説明
②これからの治療方針
③ほかの治療法があるのか
④具体的な治療の内容（手術法や切除の範囲、手術後の化学療法など）
⑤起こりうる合併症とその頻度
⑥手術をすると、日常生活や仕事にどんな影響が出るか
⑦再発の危険性

遅くとも、入院までには上記７項目をしっかり確認し、納得しておこう。

3

手術以外の治療をするとき

胃がんの治療法には、
手術以外にも抗がん剤を使う化学療法や放射線療法などがあります。
これらの治療法がどんなとき、
どんな目的で選択されるのかについて解説します。
もし「手術が難しい」場合でも、できる治療があり、
よりよい状態を保つ方法はあります。

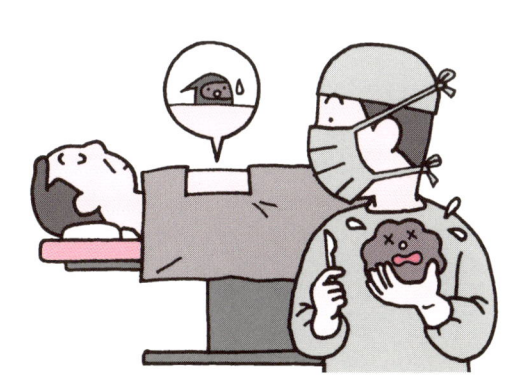

目的①

術前・術後に補助的に抗がん剤を使う

胃がんの進みぐあいによっては、手術で完全に切除したものの、再発のリスクが高いことがあります。手術の効果を高める目的で、術前や術後に補助的に抗がん剤を使います。

術前化学療法

手術前の化学療法にはメリットとデメリットがあります。

メリット

・目にみえない転移は再発の要因となるため、術前に化学療法を用いることで早期から治療できる
・術後より体力があることが多く、副作用に耐えやすい
・術前にがんを小さくしておけば、手術でがんを完全に取りきる可能性が高くなる

デメリット

・術前治療の効果がなく、手術を受けられなくなったり、かえって手術が難しくなったりする
・合併症の危険が高まる
・本来は必要ない人にも、よけいな抗がん剤が入ってしまう

手術前後に化学療法をおこなうのは

術後化学療法は、手術後に残っているおそれがある微少ながん細胞を消滅させるのが目的です。術前の化学療法はまだ効果が確定していないため、臨床試験としておこなうことがあります。

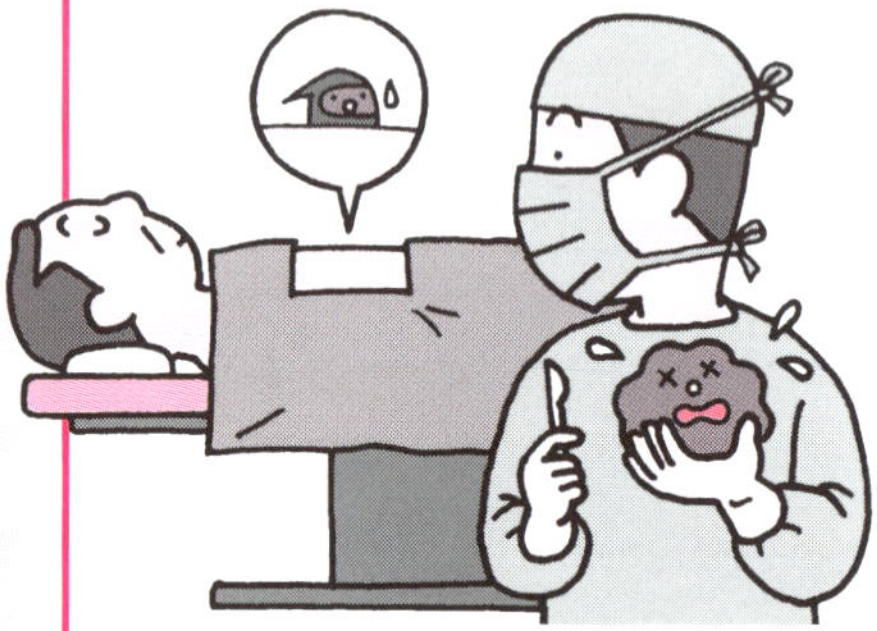

目にみえないがん細胞が再発につながる。これを防ぐために抗がん剤を使う

術後化学療法

手術後の化学療法の適応となるのは、以下の条件に当てはまる場合です。

①ステージⅡ期、Ⅲ期

手術後の病理診断で、ステージがⅡ期あるいはⅢ期に確定した場合。

②比較的体力がある

体力があり、食事もとれて、日中の半分以上は起きて生活できること。また、重大な合併症がなく、骨髄、腎臓、肝臓の機能が保たれていること。

③抗がん剤と併用禁忌の薬を服用していない

抗てんかん薬など一部の薬は併用できない。

術後の化学療法は有効なことがわかった

胃がんがある程度進行すると、手術で切除しただけでは完全に取りきれず、再発の危険性が残ります。このような場合に術後に抗がん剤を追加する治療法を補助化学療法といいます。

臨床試験でも、ステージⅡ・Ⅲ期の患者さんにTS－1《ティーエスワン》（P58参照）という抗がん剤を投与した結果、五年生存率がアップしたことが明らかになっています。

一方、手術の前に補助的におこなう術前化学療法については、現段階ではまだ効果があるかどうかは確定できていません。

5年生存率

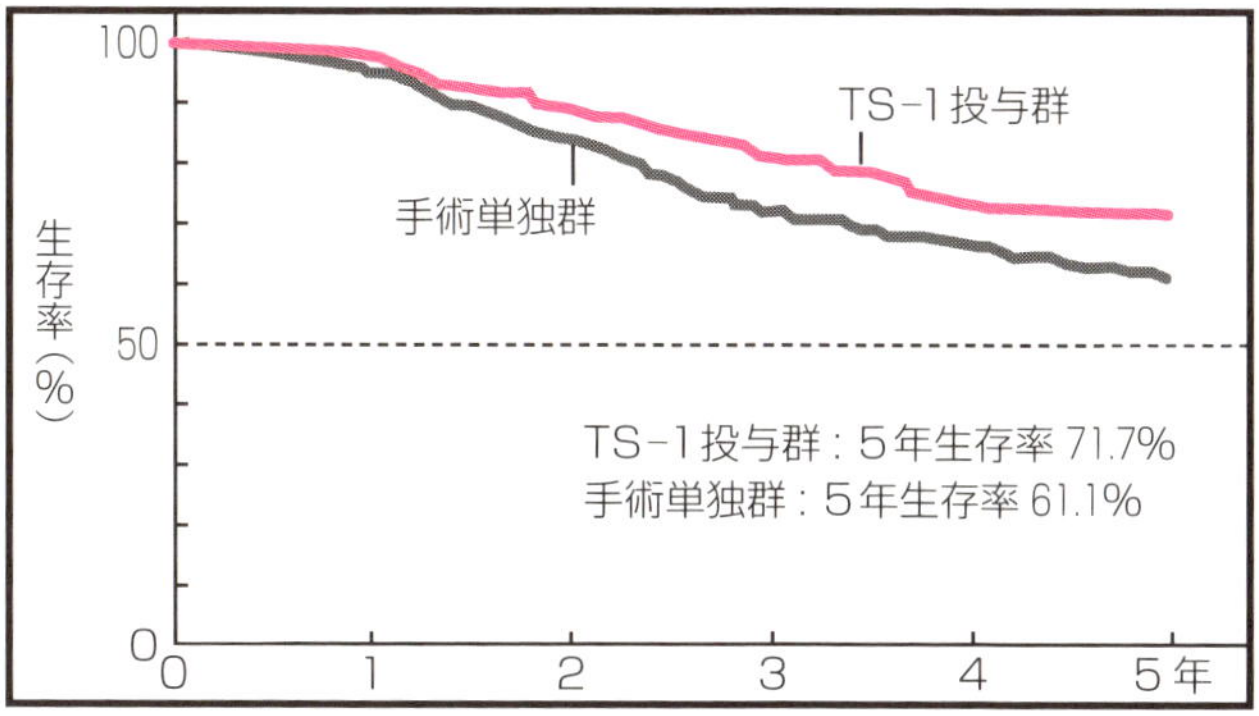
生存率（%）
100
50
0
0
1
2
3
4
5年
TS－1投与群
手術単独群
TS－1投与群：5年生存率 71.7%
手術単独群：5年生存率 61.1%

ステージⅡ・Ⅲの患者さんを対象に、手術だけで経過をみたグループと術後に抗がん剤のTS－1を投与したグループに分けて、5年生存率を比較した。その結果、TS－1投与群のほうが生存率の高いことがわかった

(Sasako, M. et al.: J Clin Oncol Vol. 29, 2011: 4387-4393)

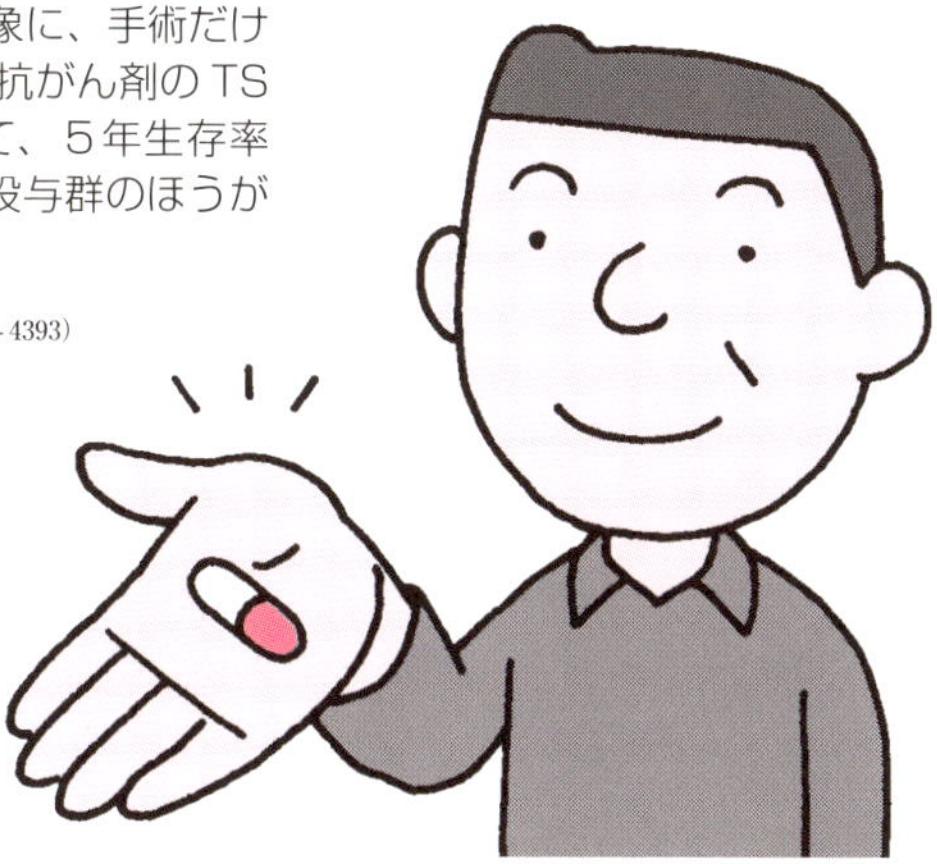

TS－1を服用したグループの5年生存率は、手術だけのグループより10%高いことがわかった

臨床試験への参加はよく考えてから決める

臨床試験とは、研究段階にある新しい治療法の効果を調べるためにおこなわれる実験的な治療です。胃がんの患者さんのなかにも新しい治療法を試みたいと希望する人がいるかもしれません。

ほかに治療法がないとき、医師に臨床試験に参加したいと希望を伝えるのも一つの選択肢ではあります。ただし、参加する前に左記の三点について医師に確認し、十分に理解しておきましょう。

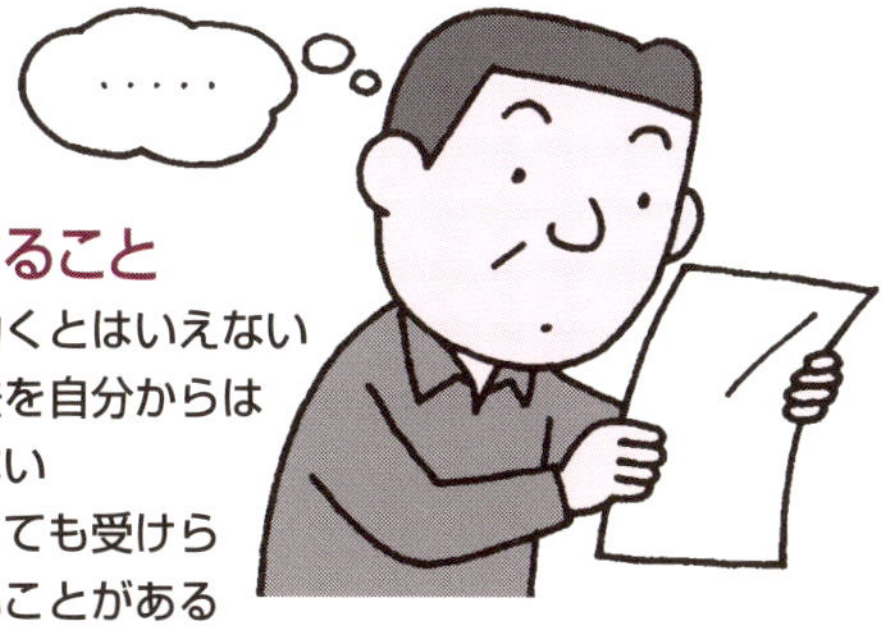
・・・・・

確認すること
①必ず効くとはいえない
②治療法を自分からは選べない
③希望しても受けられないことがある

目的②

手術ができないときは化学療法を選択

がんが広範囲に広がって、離れた臓器にも転移しているときは手術で治療するのは難しくなります。この場合は、抗がん剤による治療をおこないます。

抗がん剤によって延命効果が期待できる

がんが肝臓や腹膜、胃から遠く離れたリンパ節などに転移したときや、手術後に再発した場合は化学療法が中心になります。

化学療法の開始前には、必ず「HER2《ハーツー》検査」をします。HER2が陽性か陰性かによって選択する抗がん剤が異なるからです。

陽性のときは、新しく登場した分子標的薬を用います。

陰性では、TS−1とシスプラチンをまず併用します。臨床試験では、この組み合わせで延命効果が認められていますが、誰にでも有効とはかぎりません。また、どの抗がん剤が使われるかは患者さんの状態で異なります。

治療前に全身をチェック

手術でがんを切除するのが難しいと判断されたときは、患者さんの状態をくわしく調べて、化学療法を中心とした治療が可能かどうかを判断します。患者さんの全身状態、精神状態を把握したうえで治療方針を決めます。

全身状態
抗がん剤の使用は体に負担をかけるため、体力があるかどうかを調べる

がんの状態
がんがどの臓器、どのリンパ節まで及んでいるのか確認する

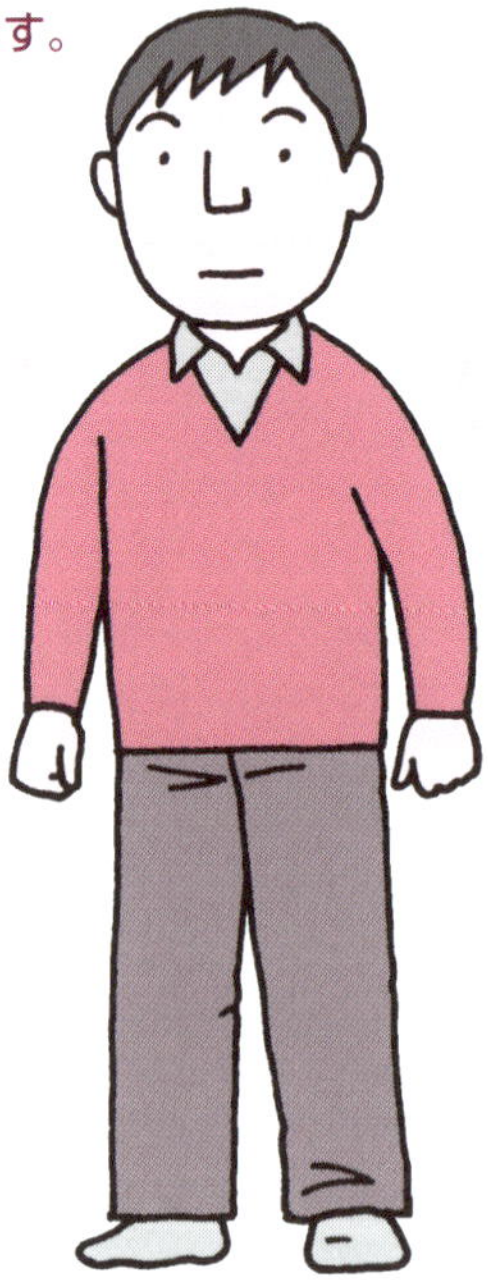

既往歴
持病や服用している薬によっては、抗がん剤を使えないことがある

臓器障害
肝臓、腎臓、心臓などに障害があると抗がん剤の使用が難しい

本人の意欲、理解、精神状態
治療に取り組む意欲があり、化学療法の長所や短所を理解している

化学療法開始前の検査

化学療法を始める前に、必ずHER2という遺伝子の有無を調べます。その結果によって、使用する抗がん剤が違います。

陰性
TS-1とシスプラチンが第一選択となることが多い

HER2検査
がん細胞の増殖に関与するたんぱくの一種。胃がんの患者さんの約2割に、HER2遺伝子をもつ人がいることがわかっている。これを血液検査で調べる。

陽性
分子標的薬のトラスツズマブという薬が有効。抗がん剤と併用する

使用例

下記は標準的な使用のしかたで、あくまで一例。患者さんの状態によって、また、外来での治療を希望するか、入院して治療をするかによっても選択する薬が異なる。

	HER2陰性の胃がん	HER2陽性の胃がん
一次治療	TS-1+シスプラチン または (カペシタビン+シスプラチン)	カペシタビン+シスプラチン+トラスツズマブ または (TS-1+シスプラチン+トラスツズマブ)
二次治療	パクリタキセル + ラムシルマブ	パクリタキセル + ラムシルマブ

第三次治療では、イリノテカン、ドセタキセルまたはパクリタキセル（週1回法）などが用いられるが、アルゴリズム（方法や手順）については検討中。

化学療法①

効果と副作用を見極めながら進める

抗がん剤にはいずれも副作用があり、しかもほとんどの場合で効果より先に副作用が出ます。しかし、大きな効果が得られることもあるため、患者さんの様子をみながら慎重に用いられます。

抗がん剤は正常な細胞にも作用する

手術や放射線療法では、がんの病巣を狙って切除したり治療したりできますが、抗がん剤はがんだけでなく、全身に作用します。ただ、分子標的薬のようにがん細胞だけを狙い撃ちできる薬も近年登場しています。

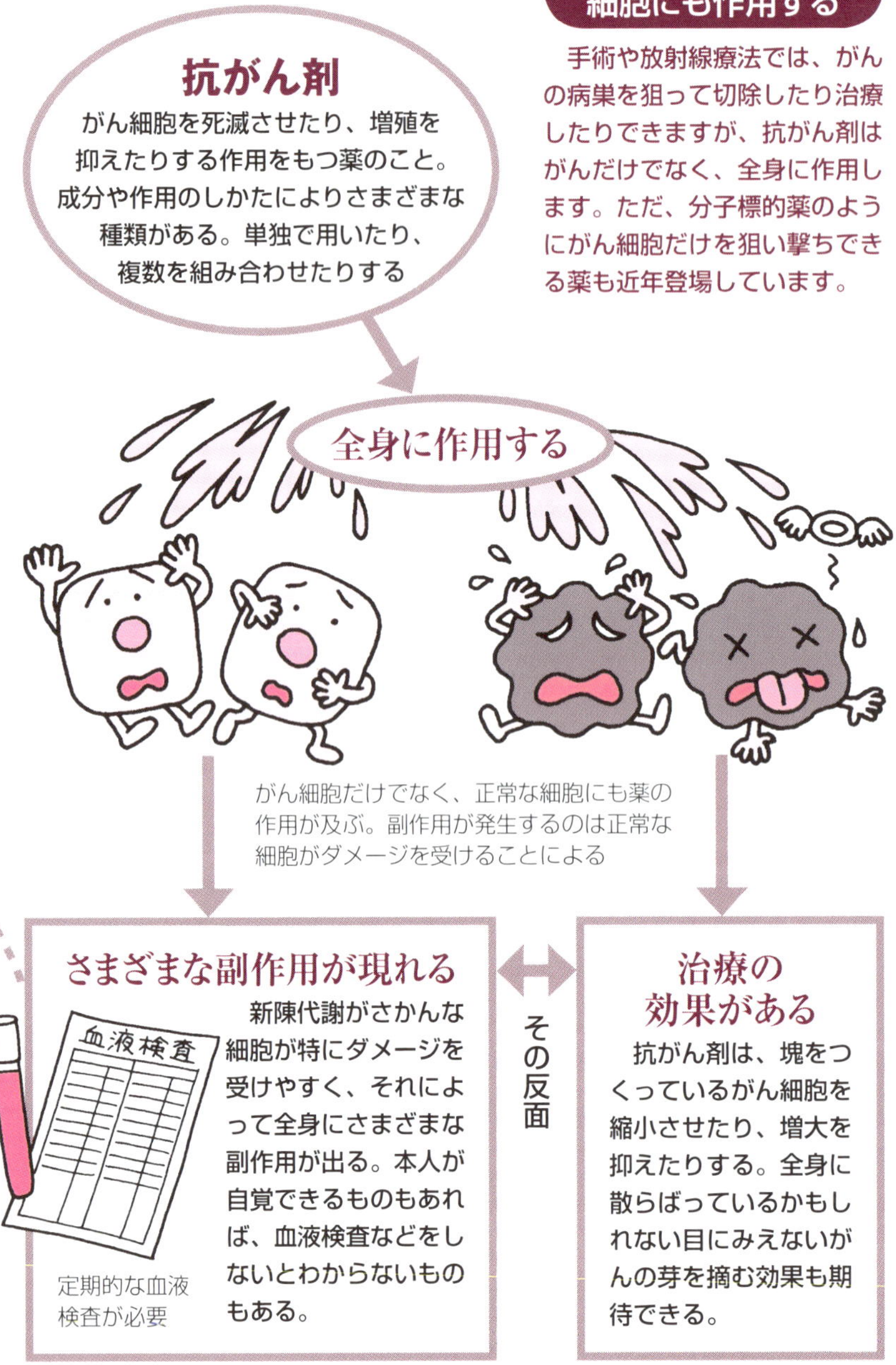

抗がん剤
がん細胞を死滅させたり、増殖を抑えたりする作用をもつ薬のこと。成分や作用のしかたによりさまざまな種類がある。単独で用いたり、複数を組み合わせたりする
全身に作用する
がん細胞だけでなく、正常な細胞にも薬の作用が及ぶ。副作用が発生するのは正常な細胞がダメージを受けることによる
さまざまな副作用が現れる
新陳代謝がさかんな細胞が特にダメージを受けやすく、それによって全身にさまざまな副作用が出る。本人が自覚できるものもあれば、血液検査などをしないとわからないものもある。
血液検査
定期的な血液検査が必要
その反面
治療の効果がある
抗がん剤は、塊をつくっているがん細胞を縮小させたり、増大を抑えたりする。全身に散らばっているかもしれない目にみえないがんの芽を摘む効果も期待できる。

人によって効果や副作用の現れ方は違う

胃がんの化学療法で使う抗がん剤は、分子標的薬を除いて作用に大きな違いはありません。TS－1（P58参照）をはじめ、数種類の抗がん剤（P61参照）から用いられることがほとんどです。

しかし、効果や副作用の現れ方は個人によって大きく異なります。副作用に悩まされるだけで効果が得られない人がいる一方で、副作用も軽く、驚くほど効果がある人もいます。そのため、定期的に検査をしながら患者さんの状態を見極めつつ、治療は慎重に進められていきます。

自分でわかる副作用

- 急性の吐き気、嘔吐《おうと》、アレルギー反応（血圧低下や呼吸困難）、便秘、下痢など。投与直後あるいは数時間～数日経ってから出ることが多い
- 皮膚症状、口内炎、下痢、全身のだるさなど。投与後３～４週間ごろから出ることが多い
- 手足のしびれ、味覚異常、脱毛など。数週間～数ヵ月後にみられる

副作用には自分で気づくものと、検査をしないとわからないものがあることを知っておこう

検査でわかる副作用

- 骨髄抑制による赤血球、白血球、血小板の減少。進行すると貧血、出血傾向、感染症にかかりやすいといった症状が現れる。投与後１～３週目ごろに多い
- 肝機能障害、腎機能障害、心機能障害は投与後２週目以降に多い
- 重大な副作用である間質性肺炎は投与から数ヵ月後にみられる

化学療法の進め方

抗がん剤の効果はすぐには現れません。一方で副作用に悩まされることもよくあります。そのため、治療期間中は定期的に検査を受け、状態をチェックすることになっています。

治療開始

治療期間中は通院か入院をして、重大な副作用が現れていないかどうかを確認する。副作用止めの薬を併用する。重大な副作用がみられる場合には、治療の延期や中止を考えることもある。

↓

効果の判定

画像検査

CTなどの画像で病巣の大きさや広がりの変化をみて、効果の有無を判定する。

症状

画像検査による判定ができないときは、痛みや腹水の量、体に現れている症状、全身状態などから悪化しているかどうかをみる。

↓

継続するのは

がん病巣が小さくなっているとき、明らかに増大していないときは、副作用の問題がないかぎり同じ抗がん剤で治療を続ける。

化学療法②

よく使われているのは飲み薬の抗がん剤

胃がんの化学療法でよく使われているのは、ＴＳ－１という薬です。三種類の抗がん剤を組み合わせた合剤で、がん細胞の増殖を抑える効果が期待されています。

TS-1は3つの薬の合剤

TS－1は1999年に日本で開発された抗がん剤です。3つの成分の合剤で、従来のフルオロウラシル（5-FU）という薬の安全性と有効性をより高めた性質をもちます。

テガフールの働き

体内でフルオロウラシルという物質に変化してから、がん細胞を攻撃する。このため副作用が比較的少ない

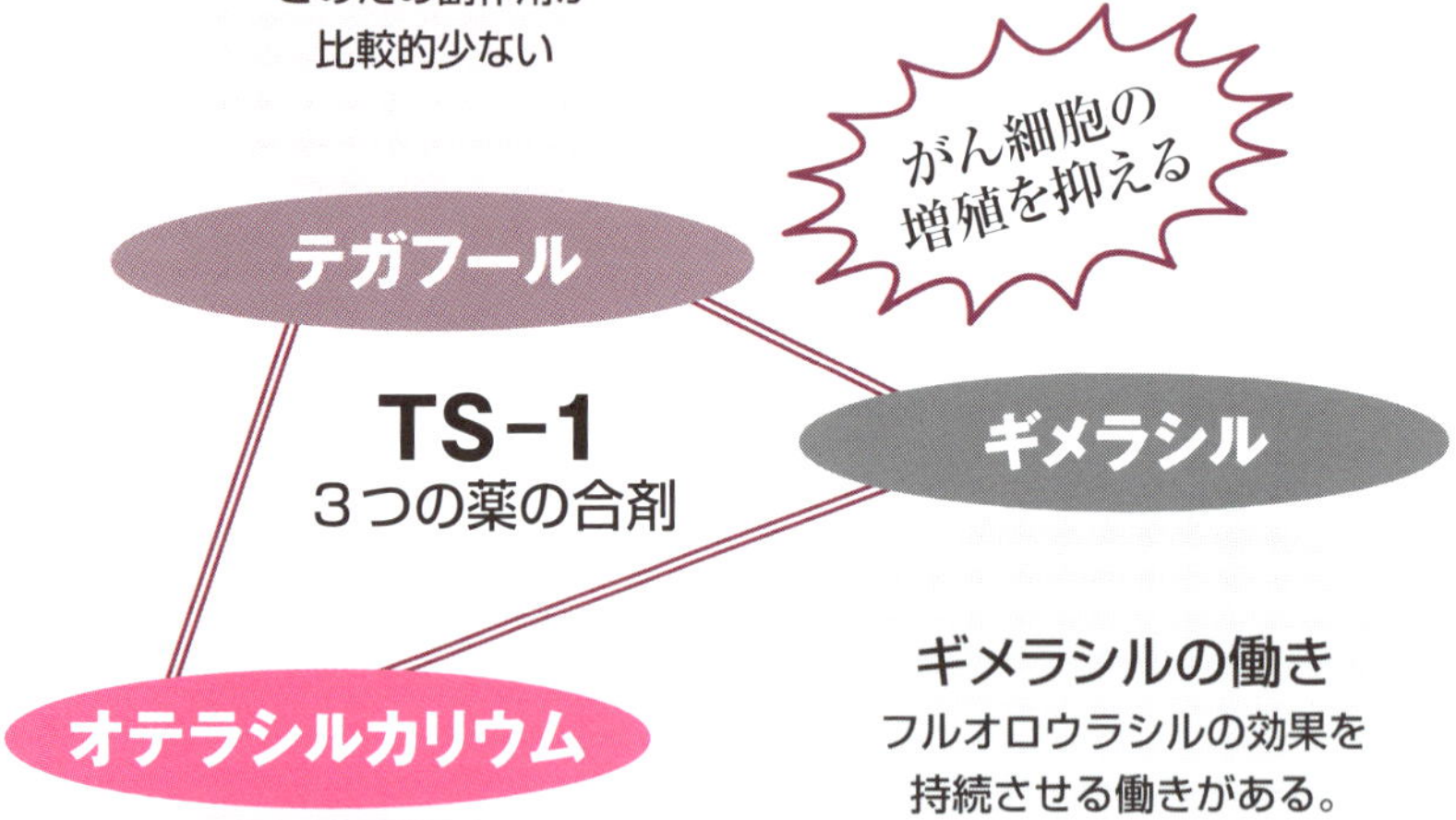

がん細胞の増殖を抑える
テガフール
TS-1
３つの薬の合剤
ギメラシル
オテラシルカリウム

ギメラシルの働き

フルオロウラシルの効果を持続させる働きがある。これによって効き目がより長続きする

オテラシルカリウムの働き

下痢や腸炎などの消化器系の副作用を軽減するため、使用を続けやすくなる

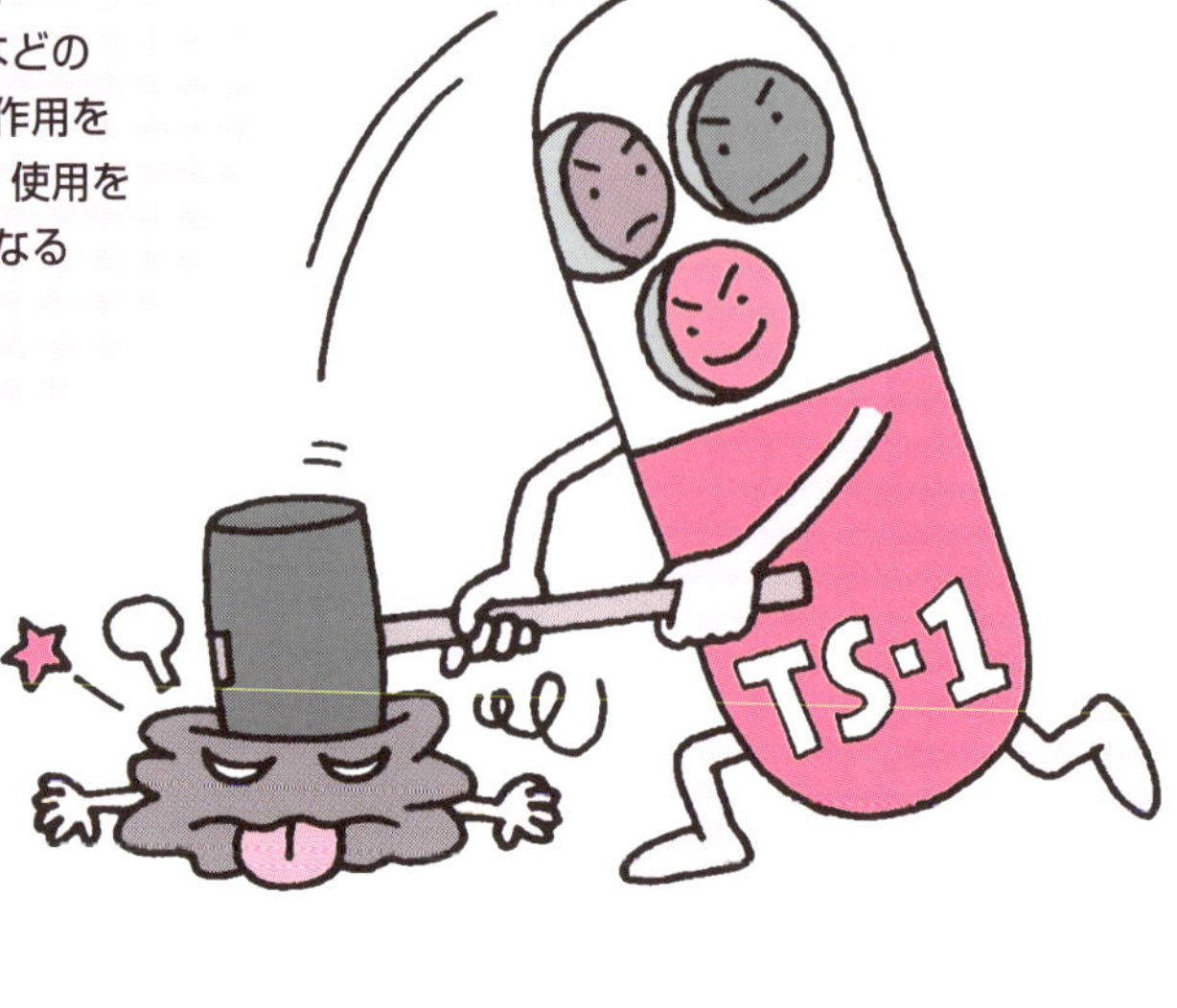

TS-1

３つの薬のパワーを合わせることで、がんを撃退する効果が高まる

飲み薬なので通院治療ができる

TS−1は術後化学療法も含め、ステージⅡ・Ⅲの患者さんに対して効果があることが証明されたこともあり、現在胃がんの化学療法では最もよく使われています。

従来の抗がん剤に比べて副作用が軽く、また、飲み薬であるため点滴や注射の必要がありません。抗がん剤によっては一泊入院や、通院して一時間ほどかけて点滴を受ける必要があります。しかし、TS−1は、こうした負担がないのもメリットです。

ただし、飲み忘れがないように服用記録をつけて管理します。副作用の症状がないか、自分で注意することも必要です。

TS−1のメリット

①通院治療ができる
飲み薬なので、定期的に通院して薬を処方してもらえばよい

②副作用が軽い
他の抗がん剤と比較すると副作用が軽い（現れ方には個人差がある）

③費用が比較的安価
点滴や注射が必要な抗がん剤に比べると費用が少なめ

TS−1の投与例

TS−1の投与方法は、術後の補助化学療法と胃切除できない場合の化学療法では異なります。また、患者さんの状態によっても調整されます。

TS−1単独投与 術後化学療法

1日2回、連続で28日間服用

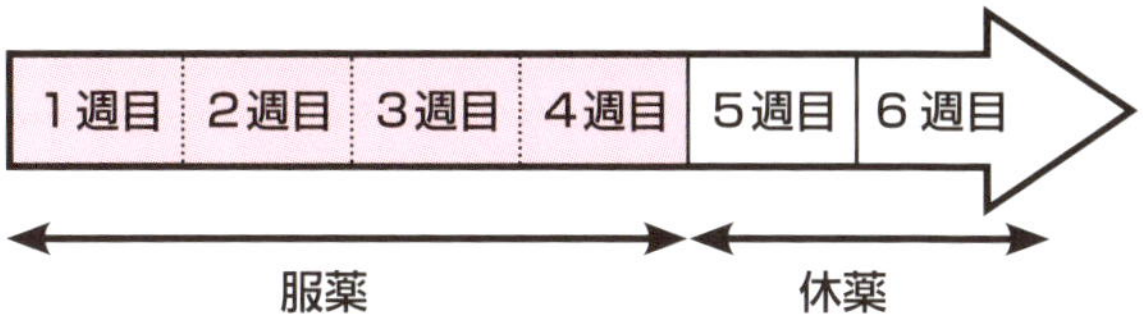
1週目
2週目
3週目
4週目
5週目
6週目
服薬
休薬

これを6週ごとにくり返す。副作用が重い場合、2週投与・1週休薬の方法もある

TS−1＋シスプラチン 切除不能時の化学療法

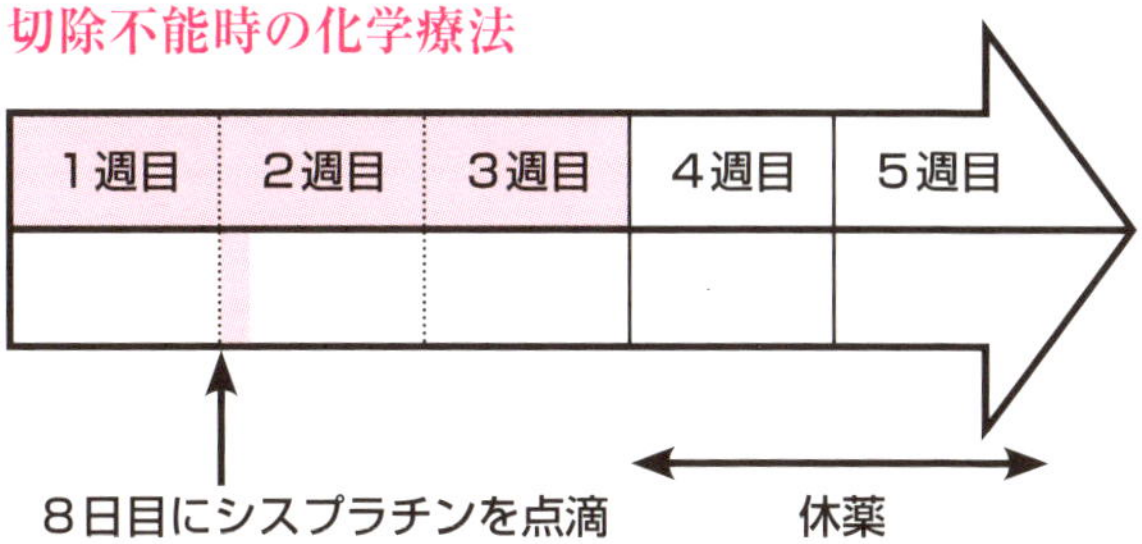
1週目
2週目
3週目
4週目
5週目
8日目にシスプラチンを点滴
休薬

再発時の化学療法としてもおこなわれることがある
このコースを最大8回くり返す

TS−1＋オキサリプラチン

以前から大腸がんの化学療法で使われていたが、最近では切除不能の胃がんでもシスプラチンの代わりにオキサリプラチンを使うことがある。

化学療法③

抗がん剤の組み合わせ・使い方はさまざま

胃がんの治療に用いられる抗がん剤にはさまざまな種類があります。単独で使うこともあれば、数種類組み合わせることもあり、その使い方はがんの状態や患者さんの状態によって異なります。

がんの状態と患者さんの体調によって薬を選ぶ

現在、最もよく使われる薬はTS−1ですが、ほかにも数種類の抗がん剤が用いられています。

同じ胃がんの薬でも患者さんによって合う薬、合わない薬があります。一人ひとりの患者さんのがんの状況や全身状態をみながら、治療のガイドラインにそって、適した薬を使用します。

薬の効果と副作用の程度をみながら治療を進めるため、化学療法は時間がかかります。また、患者さんにもある程度の体力と、がんと闘う強い意志が必要です。

しかし、副作用を緩和する方法もあるので、治療中につらいときには医師や看護師に伝えましょう。

副作用を緩和する方法

抗がん剤には副作用がつきものですが、体調を崩したり体力が削がれたりすると治療の妨げになります。治療がスムーズに進むように、副作用を抑える薬を使います。

アレルギーの予防には

強いアレルギー反応であるアナフィラキシーを起こすと生命にかかわるため、必要に応じて抗ヒスタミン薬やステロイド薬を事前に投与する。

吐き気、嘔吐の緩和には

吐き気や嘔吐を抑える制吐剤《せいとざい》には長時間効果が持続する薬が登場。抗がん剤の投与前に使うことで症状を最小限に抑えることができる。5HT3受容体拮抗薬、NK1受容体拮抗薬などがある。

白血球減少の予防には

抗がん剤によって骨髄の血液をつくる働きが低下するため、白血球が著しく減少する。感染症にかからないように、G-CSF剤がよく使われる。

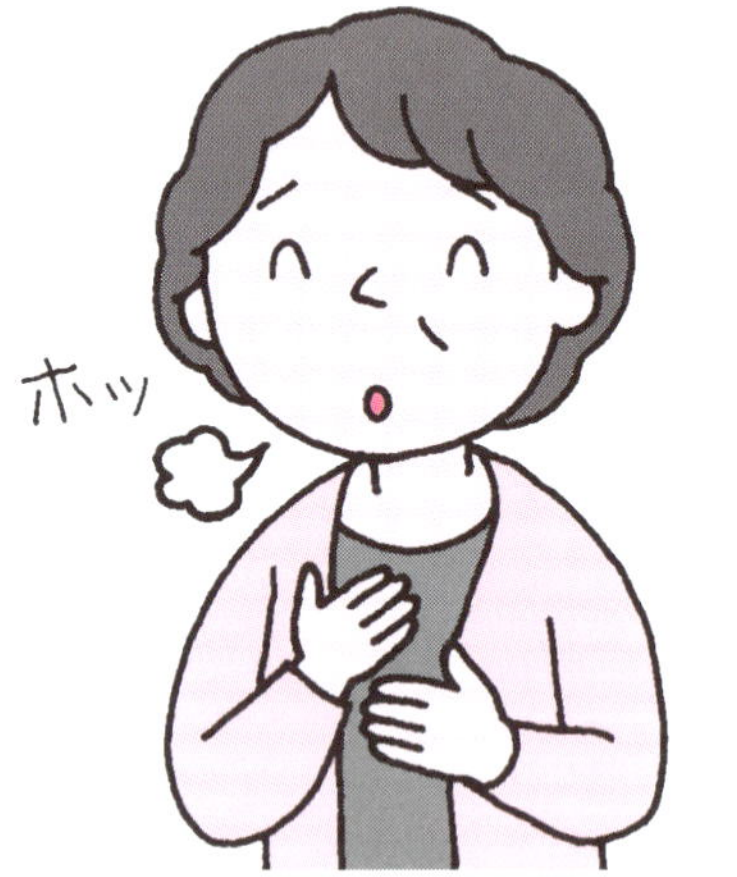

副作用を少しでも軽くすることで、抗がん剤治療を進めやすくする

胃がん治療に使われる主な抗がん剤

抗がん剤治療では、がんが縮小した、あるいは増大が抑えられている状態が1ヵ月以上続けば効果があると判定します。薬の用い方、組み合わせ、投与期間は患者さんによって変わります。

下記の抗がん剤のほかに、トラスツズマブ、ラムシルマブなどの分子標的薬（→ P62）もあります。

薬の一般名（ ）内は商品名	主な投与方法	主な副作用
テガフール・ギメラシル・オテラシルカリウム（TS-1）	内服	血液障害、食欲不振、下痢、色素沈着、吐き気・嘔吐、口内炎、発疹
カペシタビン（ゼローダ）	内服	手足の発赤・腫《は》れ、血液障害、腸炎、肝障害、心障害
フルオロウラシル（5-FU）	内服／静脈内注射／坐薬	吐き気・嘔吐、食欲不振、血液障害、下痢、倦怠感《けんたいかん》
シスプラチン	静脈内注射	吐き気・嘔吐、食欲不振、血液障害、脱毛、腎障害
オキサリプラチン	静脈内注射	下痢、吐き気・嘔吐、手足のしびれ、咽頭・喉頭の締めつけ感など
イリノテカン	静脈内注射	吐き気・嘔吐、腹痛、脱毛、血液障害、下痢
パクリタキセル（タキソール、パクリタキセル）	静脈内注射	発熱、血液障害、関節・筋肉痛、アレルギー症状
ドセタキセル（タキソテール）	静脈内注射	浮腫《ふしゅ》、下痢、吐き気・嘔吐、脱毛、発疹
テガフール・ウラシル（UFT）	内服	血液障害、肝障害、脱水、腸炎など

投与スケジュールは薬の種類や組み合わせによって違う

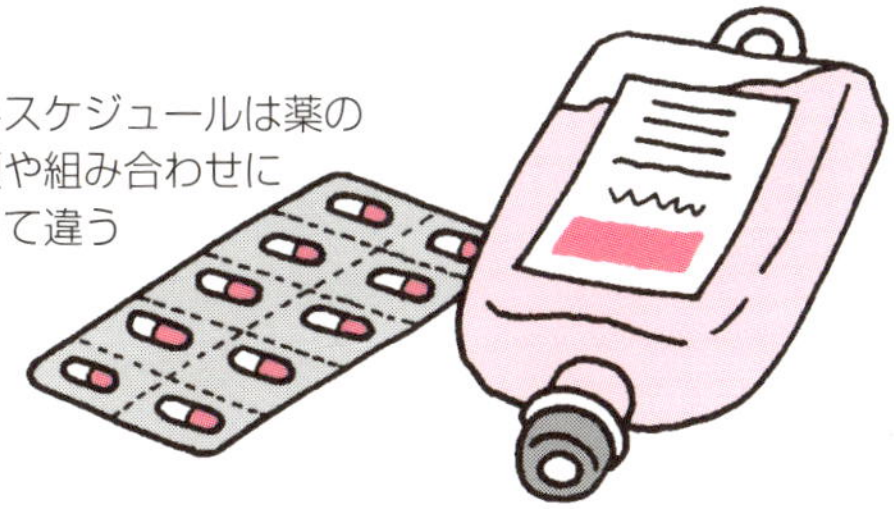

分子標的薬

がん細胞だけを狙い撃ちする薬が登場

がん治療で最近新たに増えつつあるのが、狙ったがん細胞だけを攻撃する分子標的薬というタイプの薬です。

最近、切除不能の胃がんに対する分子標的薬が登場しています。

ある特定の遺伝子をもつがんに有効な薬

分子標的薬のトラスツズマブは、HER2 検査が陽性の場合に用いられます。陽性の人はがん細胞に HER2 という遺伝子があり、トラスツズマブはこの遺伝子に取りついて、がん細胞だけを攻撃する働きがあります。

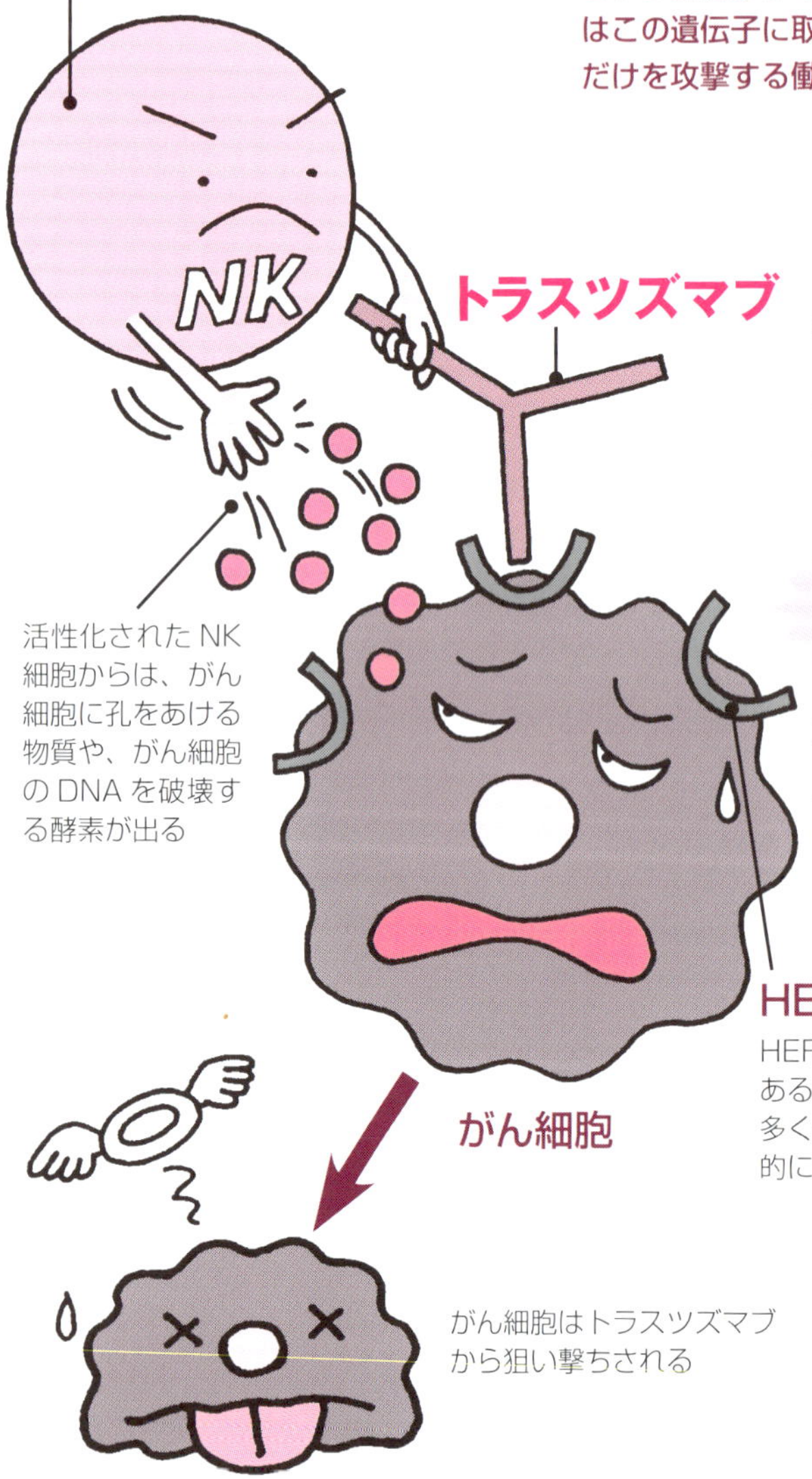

NK細胞
トラスツズマブの別の部分にはNK 細胞を活性化させる働きがある。NK 細胞は、がん細胞を攻撃する白血球の仲間
NK
トラスツズマブ
トラスツズマブは免疫細胞の単球（マクロファージ）も活性化させる。活発化した単球は、がん細胞をみずから取り込んで破壊する
HER2 に
だけ取りつく！
活性化された NK 細胞からは、がん細胞に孔をあける物質や、がん細胞の DNA を破壊する酵素が出る
がん細胞の細胞膜表面にある HER2 に結合する性質をもっている
HER2
HER2 は正常な細胞にもあるが、がん細胞では特に多く出現しているため、標的にすることができる
がん細胞
がん細胞はトラスツズマブから狙い撃ちされる

がんを兵糧攻めにして撃退する薬

もうひとつの分子標的薬がラムシルマブです。がん細胞には、増殖・転移するために「血管新生」といって新しい血管をつくって酸素や栄養を供給させる性質があります。この薬は新生血管がつくられないようにして、がんを兵糧攻めにする働きがあります。

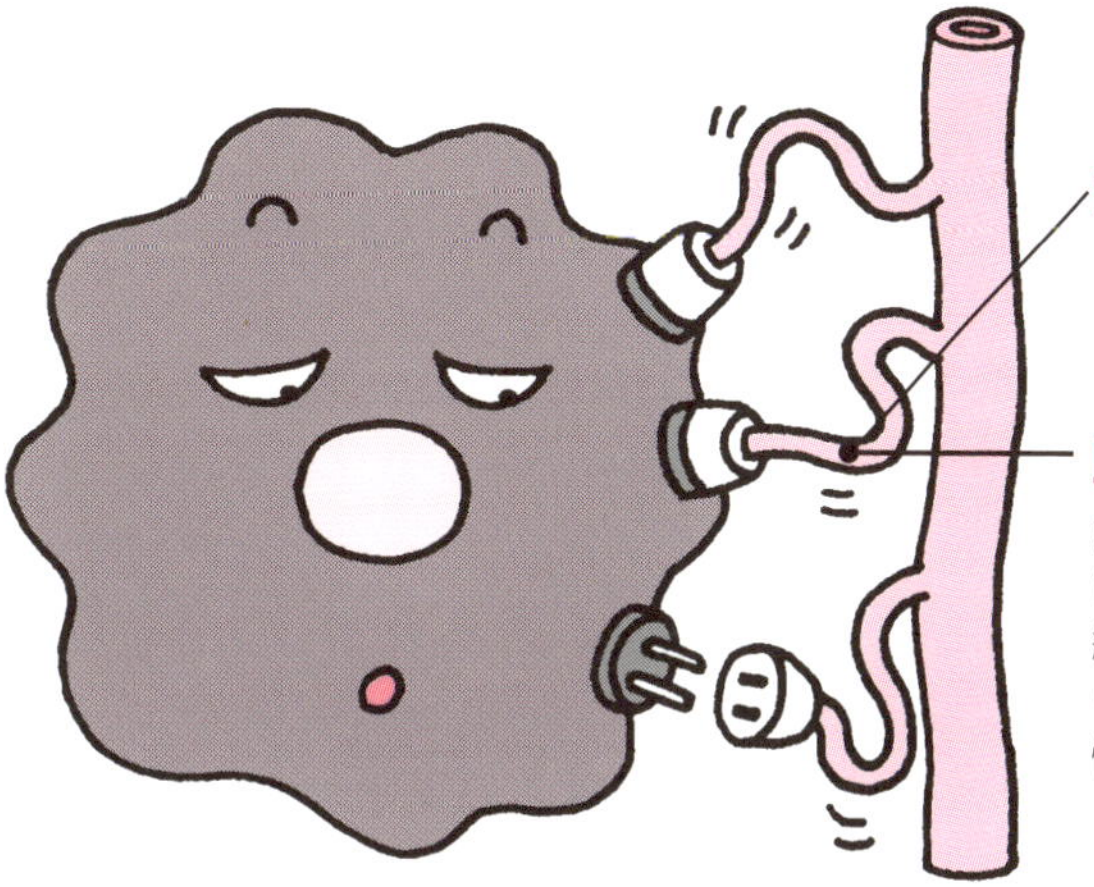
栄養と酸素
血管新生
がん細胞には自分に栄養と酸素を供給させるため、新しい血管をつくる性質がある

切除できない胃がんに用いられている

分子標的薬はがんに特徴的な性質をみつけ、そこをピンポイントに攻撃する薬です。

胃がんのがん細胞は性質がバラバラで、標的がみつかりませんでした。しかし近年、トラスツズマブとラムシルマブの二つは効果があることがわかり、現在では、切除不能な胃がんでよく使われるようになっています。

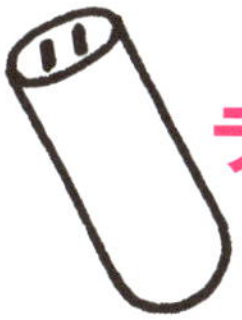
ヒトVEGFR-2
（血管内皮
増殖因子受容体）
がんの新生血管が特異的にもっているたんぱく
ラムシルマブがヒト VEGFR－2 に結合すると、新生血管をつくる働きが阻害される
ラムシルマブ
新生血管がつくれず、
兵糧攻めで死ぬ
がん細胞に酸素や栄養が届けられず、死滅させることができる

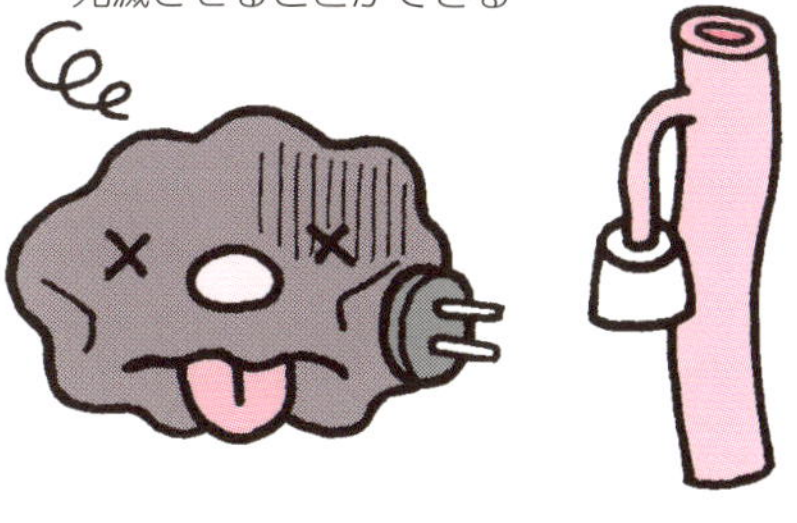

トピックス

臨床試験中の新薬　免疫チェックポイント阻害薬

人の体にはもともと免疫力が備わっており、がん細胞に対しても攻撃する力をもっています。ところが、がん細胞には免疫細胞の働きにブレーキをかけ、攻撃を封じる作用があることがわかりました。

免疫チェックポイント阻害薬は、がん細胞が免疫細胞の働きをじゃましないようにして、がんを攻撃する力を回復させる働きがあります。現在臨床試験中ですが、胃がんだけでなく、さまざまながんに対する効果が期待されています。

放射線療法・その他

苦痛を取り、生活の質を高めるのが目的

胃がんの場合、放射線療法による根治は期待できませんが、増大したがんによる症状を改善することは可能です。そのほか、苦痛を減らす方法はいろいろあります。

症状を和らげる ── 放射線療法

胃がんでは、緩和医療のひとつとして放射線療法をおこないます。痛みなどの症状を少しでも和らげるのが目的です。

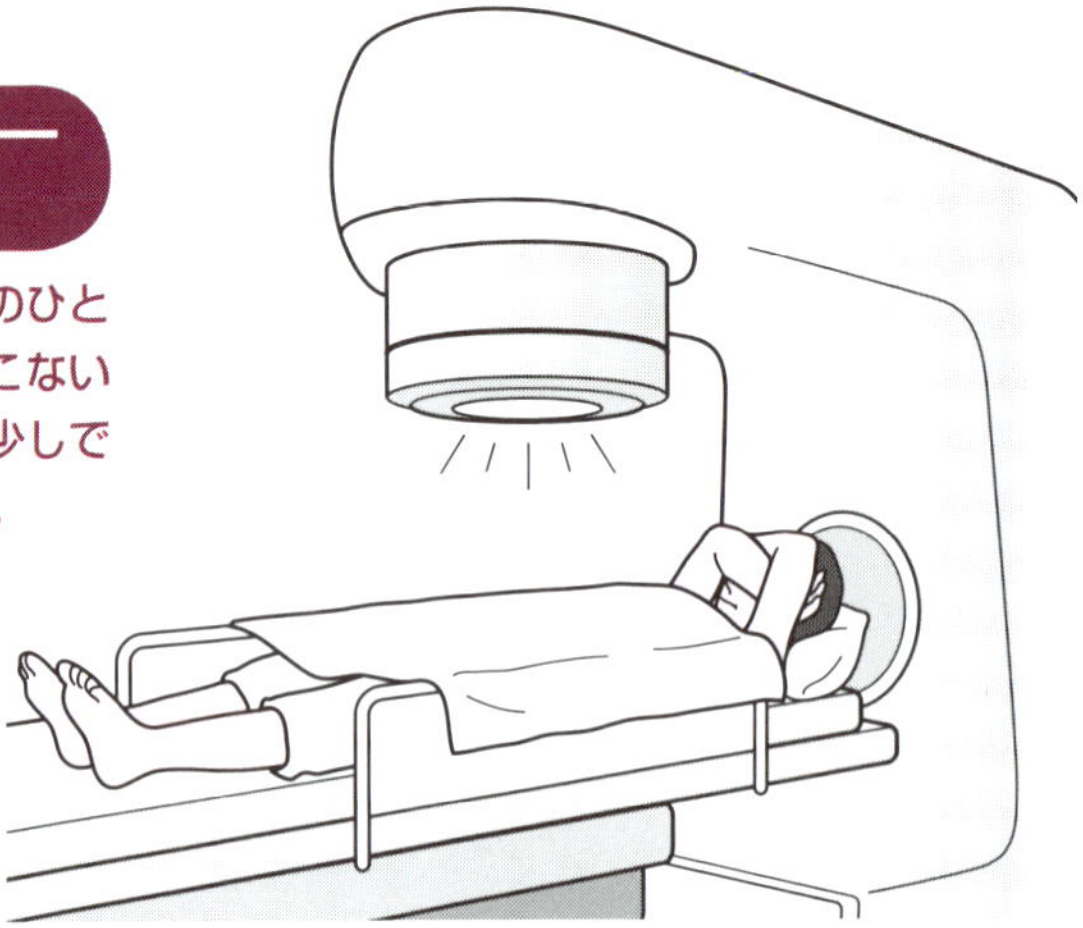

体の外側から、体の内側にある病巣に向けて放射線を照射する。週に４～５日、１日１回ずつ、４～５週かけておこなうことが多い

止血のため
大きくなったがんから出血がある場合、放射線を照射して止血することがある

がんの痛みを和らげる
背骨や脳などにがんが転移し、痛みや神経のマヒ、しびれがあるとき、症状を緩和する

術後の再発率を下げる
リンパ節郭清が限定的な手術後、上腹部への放射線照射と化学療法の併用が現在、米国でおこなわれている。再発率を下げることができるとされている。

胃がんそのものに放射線はあまり効かない

放射線療法とは、がんの病巣にエックス線やガンマ線、電子線などの放射線を照射することによってがん細胞の遺伝子を傷つけ、死滅させる治療法です。

放射線療法が有効ながんもありますが、胃がんでは胃原発性悪性リンパ腫以外には効果が望めません。ほとんどの胃がんでは、多量の放射線を照射しないとがん細胞が死滅しません。しかし、胃の周囲には肝臓や腎臓など、放射線の大量照射に弱い臓器があるため、放射線療法が難しいのです。

ただ、がんが大きくなることによって起こる痛みや出血などの症状を緩和させる効果はあります。

治療の目的を変えるタイミングがある

切除不能な進行がんや再発例では、積極的にがんを攻撃する治療をしても効果が得られず、患者さんの状態も悪化していきます。治療そのものが患者さんの負担となることも少なくありません。

このような場合は、治療方針を見直すタイミングといえます。

今後も積極的な治療を続けるかどうかは、最終的には患者さん本人が決めることです。主治医とよく話し合って、自分が納得のいく選択をしてください。

進行したときのつらい症状を軽減する── その他の治療法

胃がんが進行するに従い、痛みや不快な症状が引き起こされることがあります。これらに対処する治療法もあります。

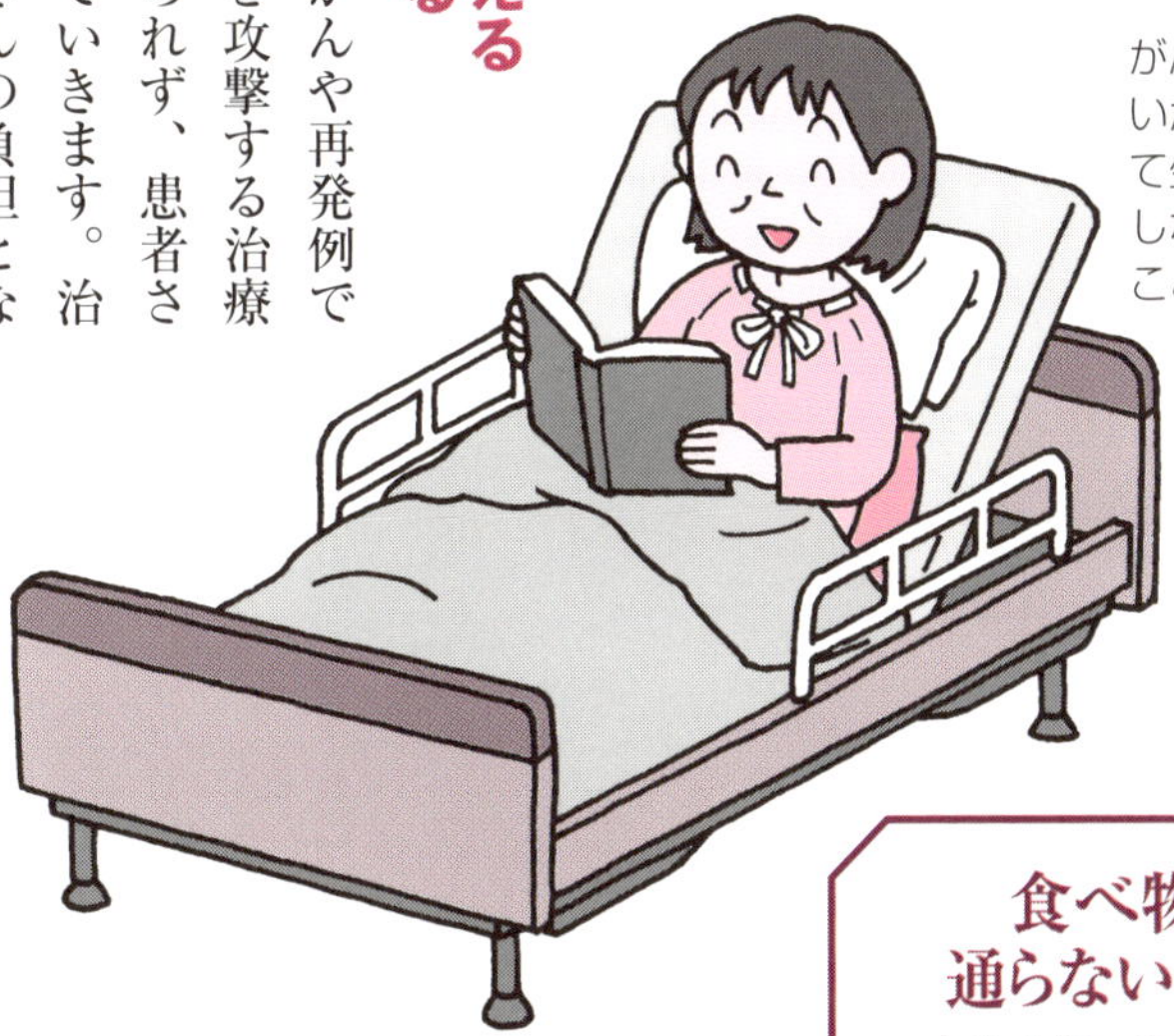

がんの治療ではないが、症状によって生活の質が低下しないようにすることはできる

黄疸《おうだん》が出たとき

胆汁《たんじゅう》の通り道である胆道の周囲にがんが転移したり再発したりすると、胆道が狭くなって胆汁の流れが悪くなり、その影響で黄疸が出ることがある。

↓

チューブ挿入

胆管内にチューブを入れ、体の外に胆汁を排出させる処置をする。

痛みが出たとき

胃がんでは、痛みが出る人もいる。

↓

疼痛《とうつう》コントロール

痛みの強さに応じて非ステロイド性消炎鎮痛薬や医療用の麻薬性鎮痛薬を使い分け、痛みをできるだけ抑える。

食べ物が通らない、出血

大きくなったがんが消化管を圧迫して食べ物の通り道を狭めたりふさぐことがある。また、がん病巣から出血がある。

↓

姑息手術

根治は望めなくても症状を軽減させる手術(→ P41)をおこなう。

COLUMN

民間療法にのめりこまないことが大切

医学的な根拠がないものが多い

がんの患者さんには、サプリメントなどの健康食品をはじめ、さまざまな民間療法を試している人が少なくありません。なんとしても手術後の再発を防ぎたい、あるいは少しでも免疫力をつけたいなどと願ってのことでしょう。

しかし、民間療法を含め、「代替医療」と呼ばれる各種治療法の多くは医学的な根拠が乏しく、残念ながら確かな効果があるとはいえません。

まず、主治医に相談してから試す

効果があるかどうかがわからないだけでなく、ものによっては安全性に疑問がある場合もあります。サプリメントや煎《せん》じ薬のように口にするものは、肝機能障害を起こすおそれもありますし、抗がん剤での治療中であれば、相互作用で思わぬ毒性が発現する危険もあります。

どうしても試してみたい方法があるときは、自己判断をせず、まずは主治医に相談してください。

西洋医学によるがんの治療法

- 手術療法
- 化学療法
- 放射線療法

など

補完・代替医療

- 民間療法（健康食品、アガリクスやメシマコブなど）
- 免疫療法（リンパ球療法など）
- 中国医学（漢方、鍼灸、指圧、気功など）
- インド医学（アーユルベーダ）

など

補完・代替医療は、西洋医学の限界を補う治療法という考え方もある。ただし、医学的な根拠がないものが多いことを知っておこう

4

胃の状態に合わせた食事をする

手術で胃を切除すると、その後の食生活には必ず影響が出ます。
しかし、食べ方を工夫して少しずつ慣らしていけば、
かなり食べられるようになります。
手術後はいろいろと不安があるでしょう。
そこで、どんな点に注意して食べればよいのか解説していきます。

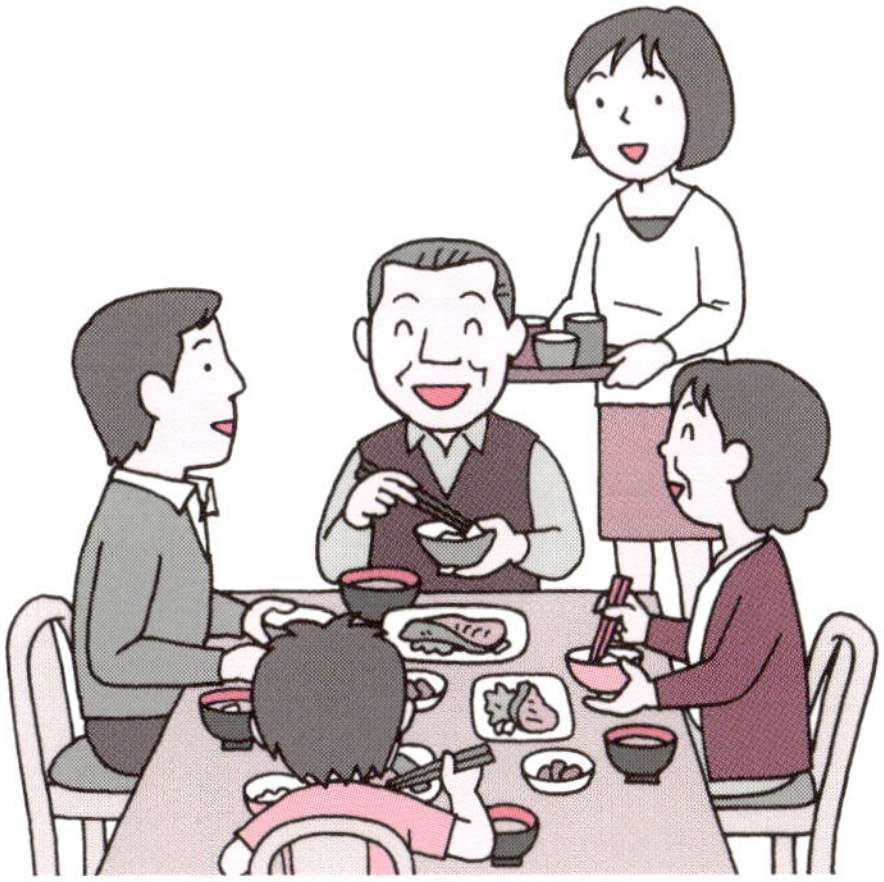

胃切除の後遺症

切除後は食生活に少なからず影響が出る

手術で胃の一部または全部を切除すると、当然ながら胃の機能も失われてしまいます。そのため、程度の差はあれ、食事に関連したさまざまな影響が出てきます。

後遺症は食生活に関連することが多い

手術で胃を切除した後に起こるさまざまな後遺症を「胃切除後症候群」といいます。

胃切除後症候群は、切除した胃の範囲が大きいほど発生しやすい傾向があります。後遺症の内容に関連しているのは切除範囲もさることながら、胃の機能がどの程度残っているかということです。特に、胃の入り口である噴門と出口である幽門の機能が温存されているかどうかが強く影響します。

こうした後遺症の多くは、食生活と深くかかわってきます。胃切除後症候群のなかでもダンピング症候群に悩む患者さんが多いのですが、胃の状態に応じた食べ方のコツを覚えることで改善できるようになります。

胃の切除後に起こりうること

胃の切除手術後には、以下のような後遺症や症状が起こることがあります。ただ、必ず起こるというわけではなく、個人差があります。

ダンピング症候群
食べたものが小腸に一気に流れ込むことが原因。めまい、動悸などの不快な症状が出る。ちなみにダンピングとは「墜落」という意味→ P70

逆流性食道炎
腸液などが逆流して口の中にまで上がってきたり、その影響で胸やけが起こったりする→ P88

骨粗鬆症
胃の切除によってカルシウムの吸収不良が起こり、骨がもろくなる骨粗鬆症を招くことがある→ P87

胃の機能低下による影響

胃の出入り口の有無が大きく影響している

入り口あり

胃の下３分の２切除（幽門側胃切除術）では、胃の入り口（噴門）が残っている。

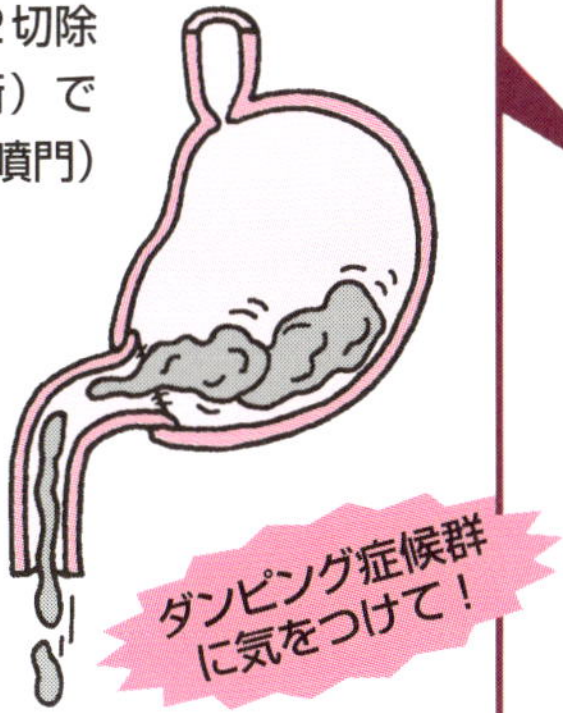

食べ物が食道をスムーズに通過でき、逆流が起きにくい。ただし、小腸に早く流出するため、ダンピング症候群に注意

入り口・出口あり

早期胃がんに対する幽門保存胃切除術では胃の出口も残っている。

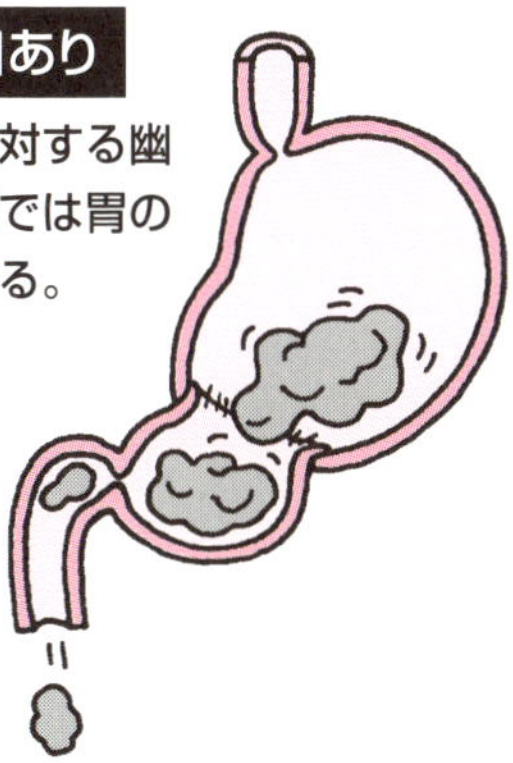

ダンピング症候群はまれ。ただし、食べすぎると胃内の圧が上がって、逆流が起きる

入り口・出口なし

胃全摘では噴門も幽門も残らない。

食べ物が食道から腸に入る際につかえ感があり、逆流も起こりやすい。ダンピング症候群にも注意

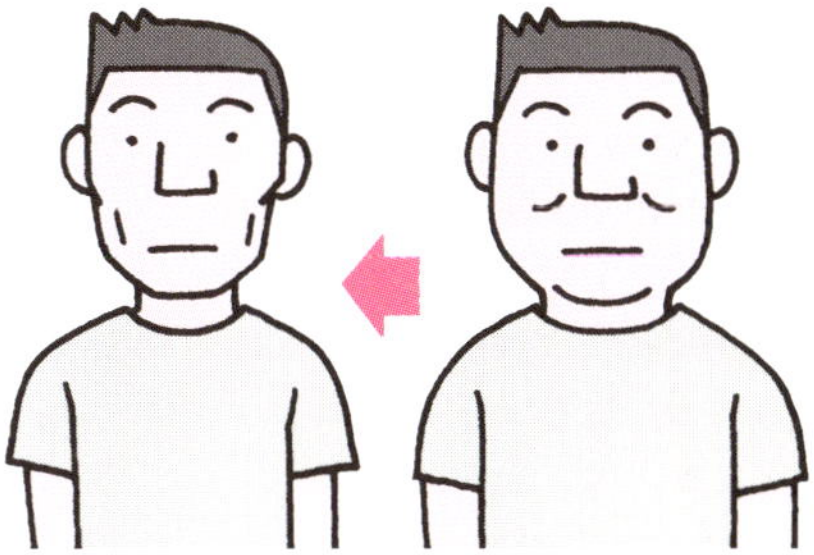

体重減少はほぼ確実。ただ、必ずしも体力が落ちるわけではない。手術前に肥満があった人は体調がよくなることも

手術そのものの影響

腸閉塞

癒《ゆ》着《ちゃく》が起こって腸がねじれると、内容物の通過障害などが起こる。食べすぎが引き金になることが多い→ P90

腹壁瘢痕《はんこん》ヘルニア

切開した腹壁の筋肉が弱くなり、その部分から腹腔内の臓器（主に腸）が皮膚の下に飛び出てしまう状態

胆石

リンパ節郭清によって迷走神経が切断されると胆嚢の収縮が悪くなり、内部で胆汁がよどみ、胆石ができやすくなる→ P92

貧血

カルシウム同様、胃の切除によって鉄とビタミン B_{12} の欠乏が起こることが原因 → P87

食生活の変化

一度にたくさん食べると不調のもと

胃を切除した後は、食後に不快な症状が現れることがあります。食べ物をためておく胃がなくなり、一気に小腸へ流れ込んでしまい、血糖値が急激に変化するためです。

胃切除後に多い食事の悩み

胃の一部、または全部を切除したわけですから、以前と同じ量は入りません。食べすぎは「つかえ」の原因になります。小腸での消化が不十分なまま大腸に大量の内容物が送られると、おなかの張りや大量のガス（おなら）、下痢を引き起こします。

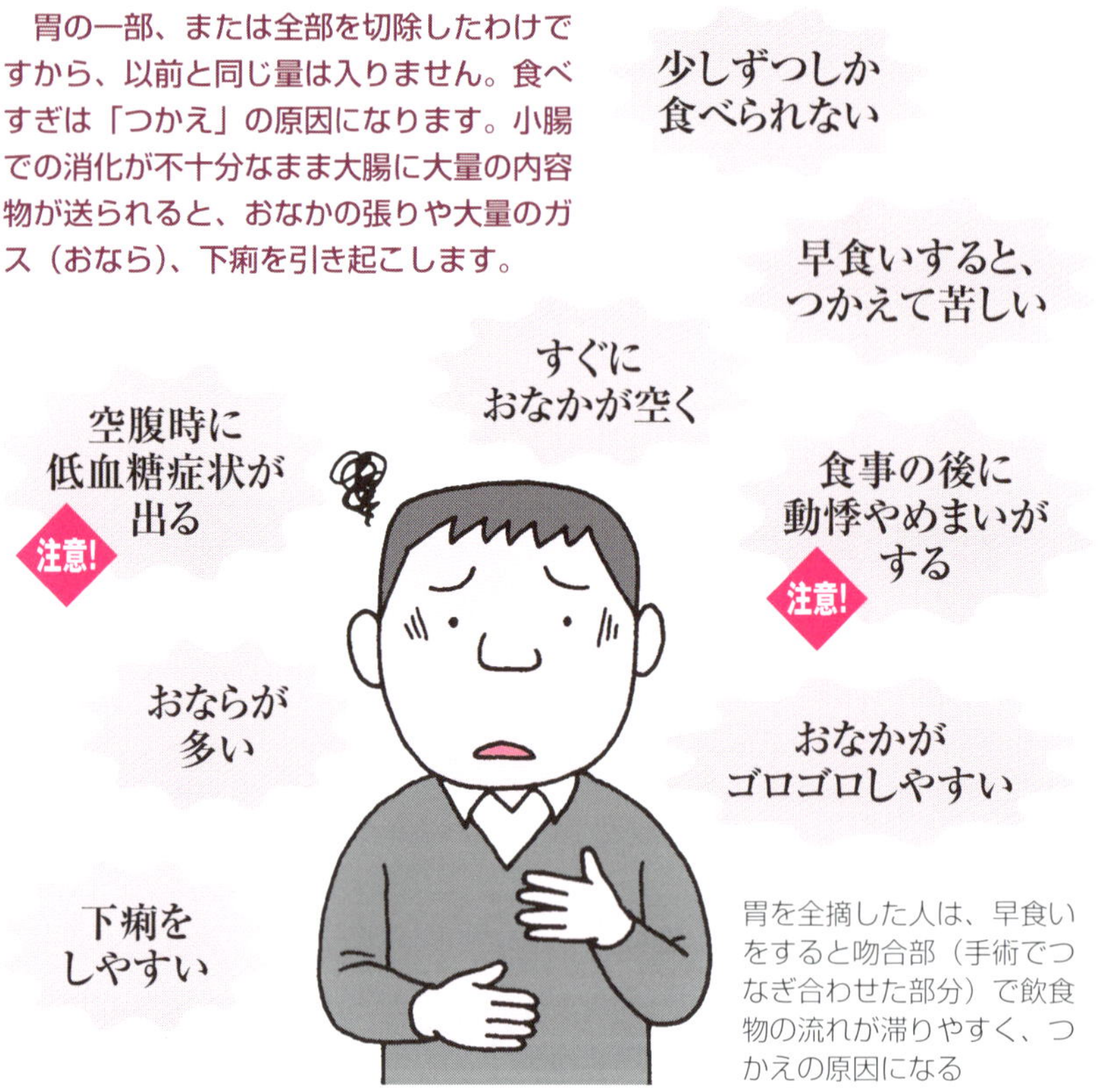
少しずつしか
食べられない
早食いすると、
つかえて苦しい
すぐに
おなかが空く
空腹時に
低血糖症状が
出る
注意!
食事の後に
動悸やめまいが
する
注意!
おならが
多い
おなかが
ゴロゴロしやすい
下痢を
しやすい

胃を全摘した人は、早食いをすると吻合部（手術でつなぎ合わせた部分）で飲食物の流れが滞りやすく、つかえの原因になる

「早食い」「大食い」は改めることが必要

胃を切除したことによって、食事の内容があれこれ制限されることはありません。せいぜい脂肪のとりすぎを控える程度です。

改める点があるのは、食べ方に関することです。

特に、手術前に「早食い」や「大食い」だったという人は注意が必要です。今までと同じ調子で食べると、食事のたびに不快な症状に見舞われることになります。

胃の出口の機能を残す手術をした場合でも、胃を大きく切除しているわけですから容量は小さくなっていますし、胃の働きも以前より低下しています。なにより、食べすぎないことが肝心です。

ダンピング症候群が起こるしくみ

食後に起こる不快な症状は、ほとんどがダンピング症候群によるものです。胃の出口である幽門を切除した人、また胃を全摘した人は特に起こりやすいので注意が必要です。

早期ダンピング症状

めまい、動悸、発汗、顔が赤くなる（人によっては青くなる）、眠気、おなかがゴロゴロする、下痢など。原因は、腸の消化液の分泌が急増し、全身の血液が腸に集まってしまうこと。小腸から分泌されるホルモン量が増え、腸の動きが激しくなるため

食後30分以内

胃の出口が開きっぱなしなので、飲食物がどんどん小腸に流れ込む

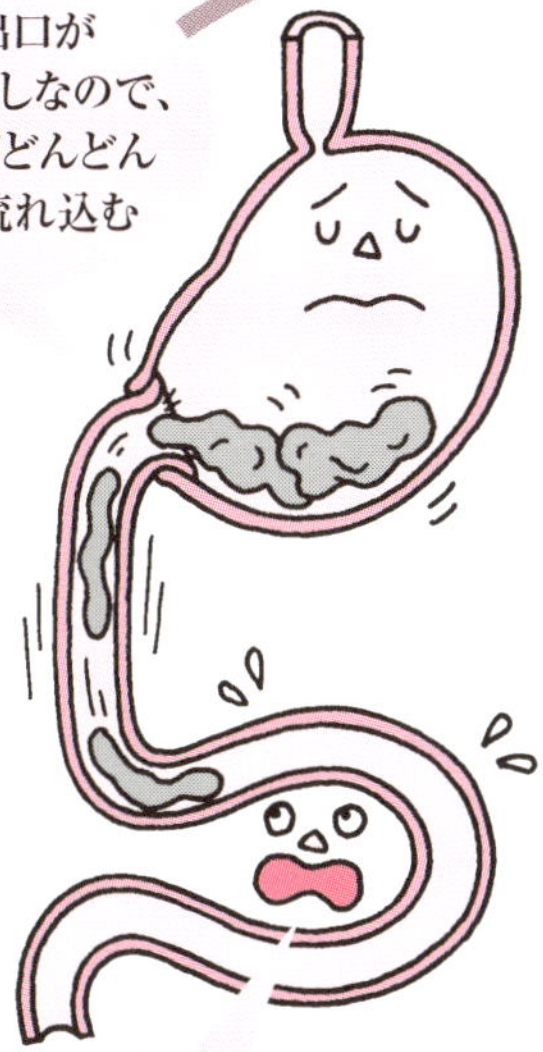

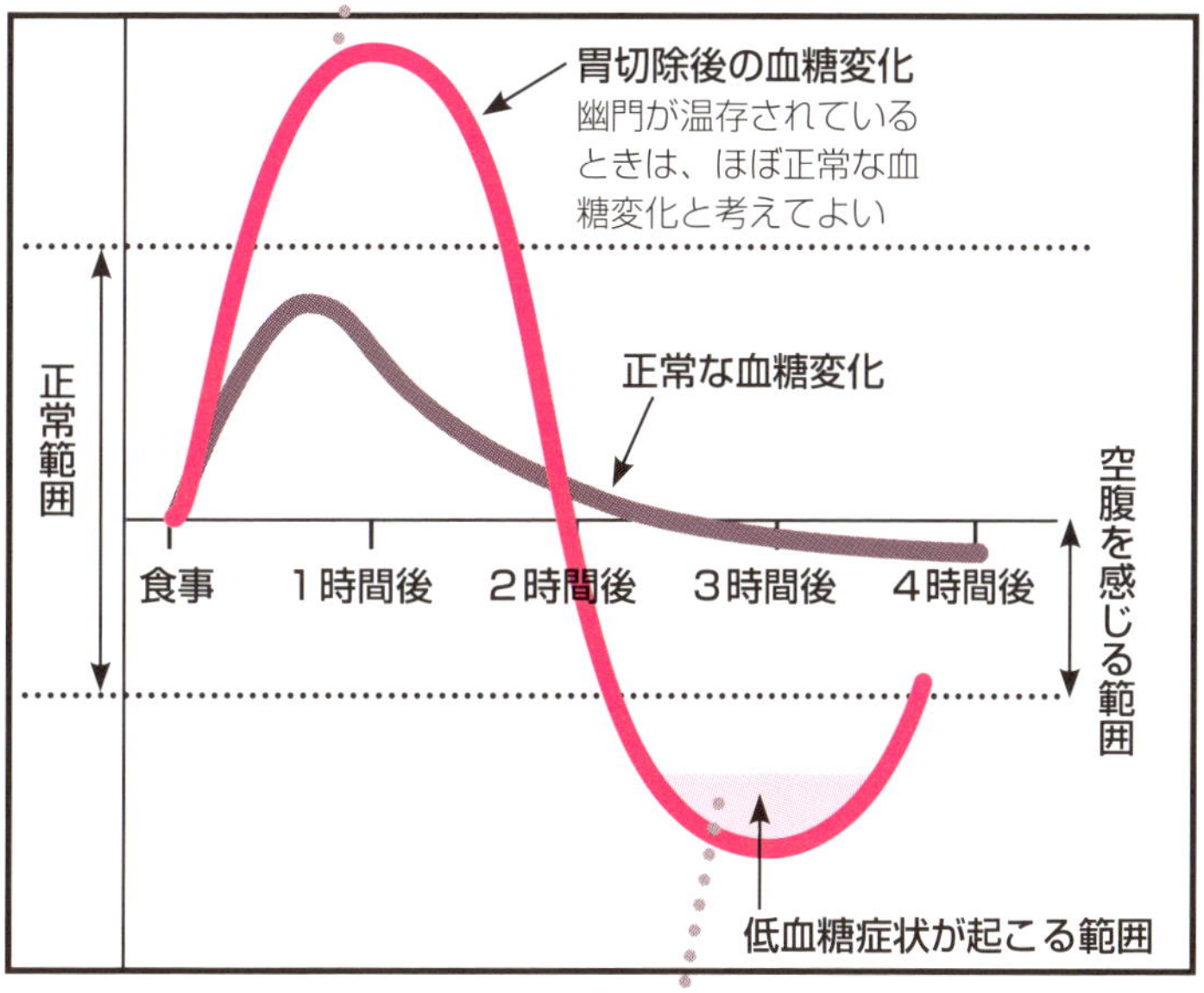
胃切除後の血糖変化
幽門が温存されているときは、ほぼ正常な血糖変化と考えてよい
正常な血糖変化
正常範囲
空腹を感じる範囲
食事
1時間後
2時間後
3時間後
4時間後
低血糖症状が起こる範囲

小腸へ急に飲食物が流れ込むため、動きが活発になる

食後2～3時間

高血糖に

食べ物が一気に流れ込むため糖分が素早く吸収され、高血糖になる

大量のインスリンが分泌

血糖値を下げるために膵臓から大量のインスリンが分泌される

後期ダンピング症状

脱力感、冷や汗、倦怠感、めまい、手指のふるえ、集中力低下など。原因は、大量のインスリンによって急激に血糖値が下がりすぎるため

食べ方のポイント

少しずつ、ゆっくり食べるのが基本

胃があるときはその機能にまかせておけば大丈夫でしたが、胃の切除後は自分で機能を補わなければなりません。そのためには、食べる量と食べ方を調節します。

一日五食からスタート。ゆっくり一食分を増やす

胃を切除した後は、ほんの少し食べるだけですぐにおなかがいっぱいになるはずです。このとき無理をすると、ダンピング症候群などが起こりやすくなります。

手術前と同じ量を一度に食べることはできません。一食分の量を増やすのではなく、おなかが空いたらまた食べるというように、食べる回数を増やしましょう。

退院後、しばらくの間は不快な症状に悩まされることも多いのですが、食べる量とペースをつかめると徐々に改善されていきます。

一回で食べられる量も徐々に増えていきますが、それでも早食いと大食いは避けてください。

慣れるまでは、ゆっくりペースで

不快な症状は、飲食物を一時的にためておく胃がなくなった、あるいは胃が小さくなったことが原因ですから、少しずつ、ゆっくりと時間をかけて食べることを心がけましょう。

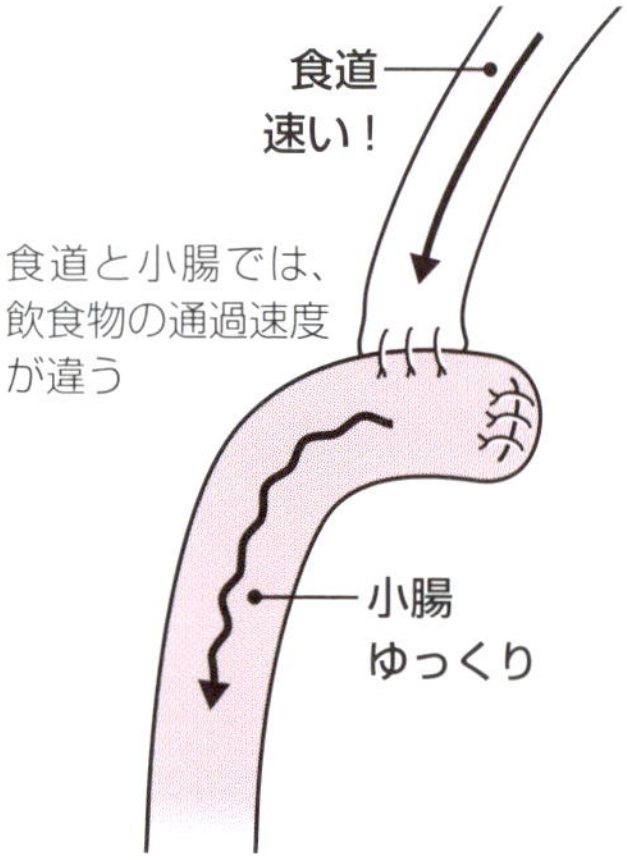

1回の食事に30分以上かける

胃が部分的に残っていても機能自体は低下している。また、全摘で食道と小腸をつないだ場合、食道と小腸では飲食物の通過速度に差があるため、小腸のつなぎ目でつかえやすい。予防するには時間をかけ、ゆっくり食べる。

一口ごとに箸を置く

特に胃を全摘した後は、飲食物の通過速度が速い食道から、ゆっくりとしか進めない小腸に一気に流れ込む。つかえないようにするには、一口食べたら箸を置き、飲食物が小腸に流れたのを確認してから、次を口に入れる。

あせらず、欲張らず少量で止める

一回に食べられる量には個人差があるので、食後の不快な症状が出ない適量をさぐる。無理をしたり、欲張ったりせず、控えめにしたほうが安心。

タイプ別・食後のすごし方

食後の不快な症状は、食べた後のすごし方によって改善できます。症状別の注意点を守ってすごしましょう。

ダンピング症状が起こりやすい人

食道から小腸への飲食物の流れがゆっくりになるようにするのがポイント。食後しばらく横になるとよい。

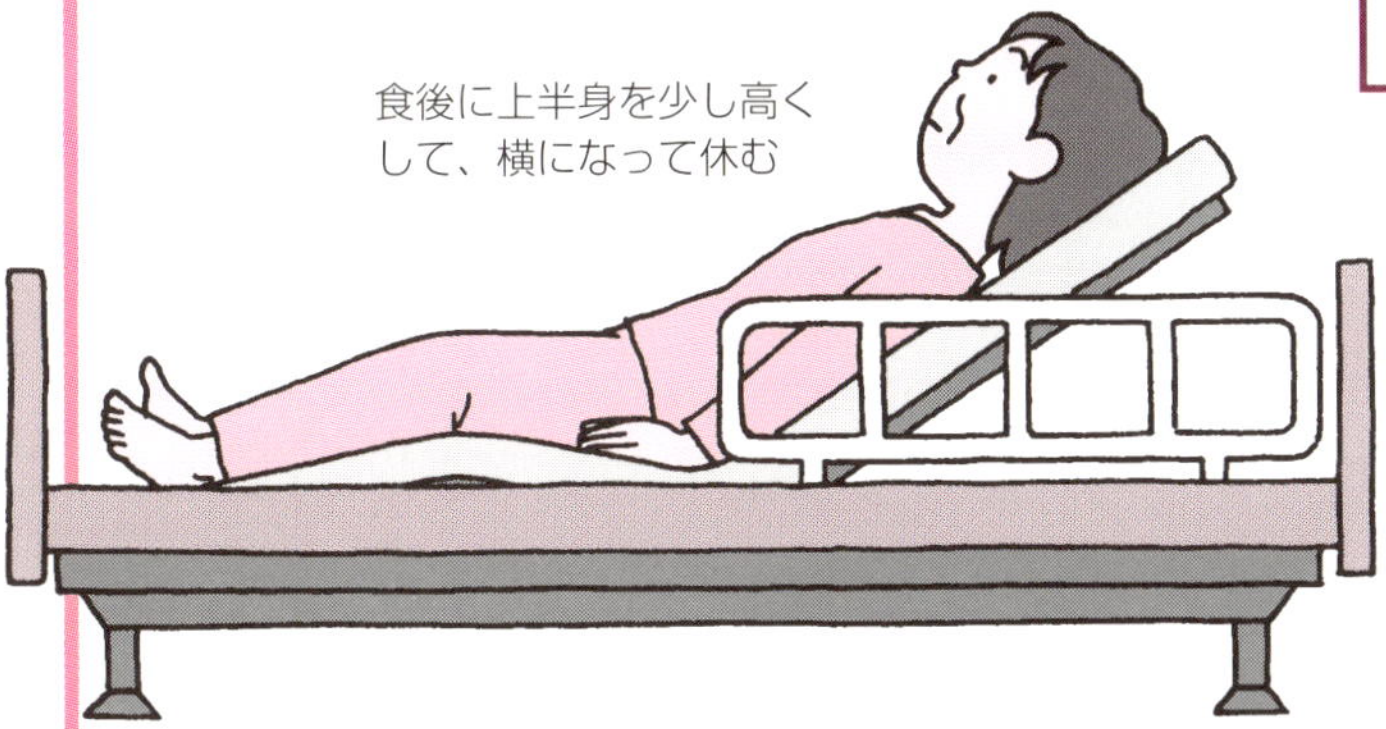

食後に上半身を少し高くして、横になって休む

アドバイス

ごはんから食べはじめよう

食事の最初にスープからと考える人がいますが、あまりよくありません。また、サラダのような生野菜は食物繊維が多いので、最初に食べないほうがいいでしょう。最初はごはんからをおすすめします。

×

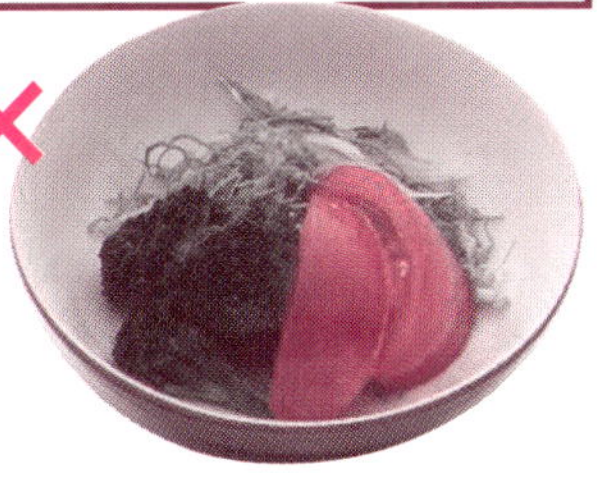

食物繊維のとり方には要注意（→ P78）

もたれやすい人は

胃の出口が残っているとダンピング症状は起こりにくいが、十二指腸への飲食物の通過が悪く、胃もたれしやすい。この場合は横になるのはダメ。座るか、腹ごなしに少し歩くとよい。

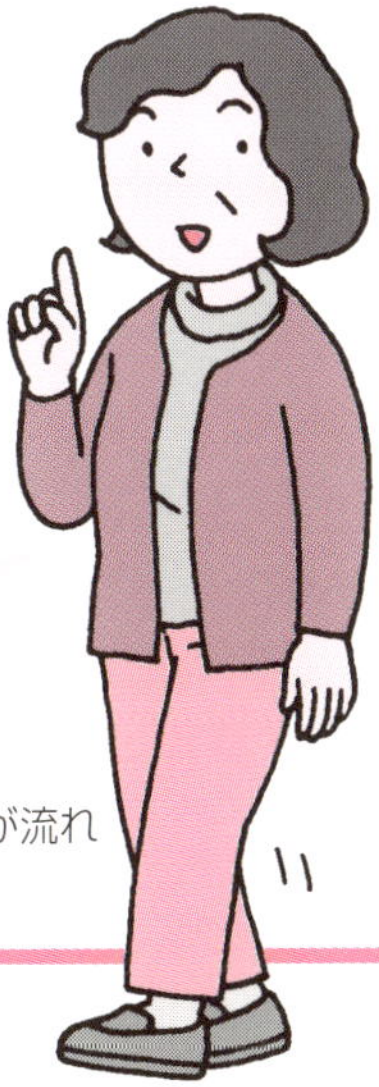

すぐ横になるのはダメ！

歩くと飲食物が流れやすくなる

つかえて苦しくなるときは

飲食物が吻合部につかえて苦しいときは、思い切って吐き出す。そのほうがすっきりして、食事を続けられる。

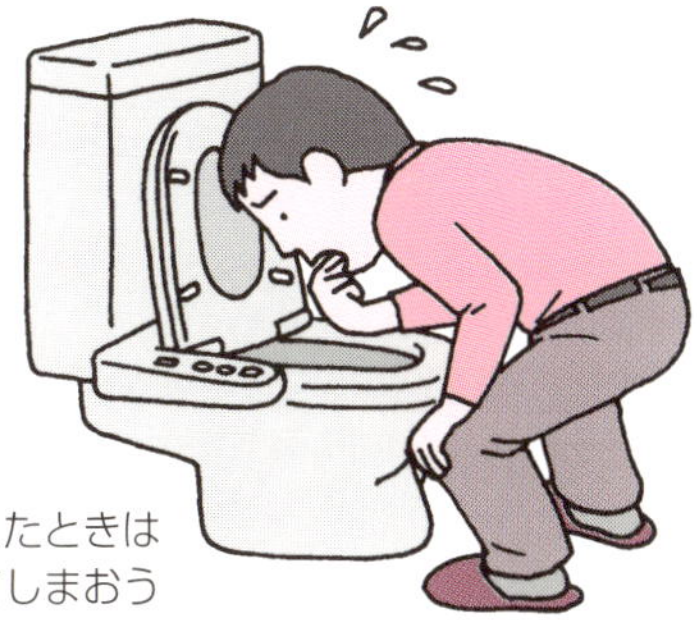

つかえたときは吐いてしまおう

幽門を切除した人

間食をこまめにとり、食事を補う

幽門を切除した人は一度に少しずつしか食べられないため、すぐにおなかが空きます。また、栄養も摂取カロリーも不足しがちです。間食をとり、食事の不足分を補いましょう。

食事の足りない分は間食で補う

就寝前を除き、食事と食事の間には軽く食べるようにしましょう。

食べるならこんなものを

おやつなら果物、ヨーグルト、おかき、クラッカーなど。軽食ならおにぎりや小さめのサンドイッチ、パンなど。

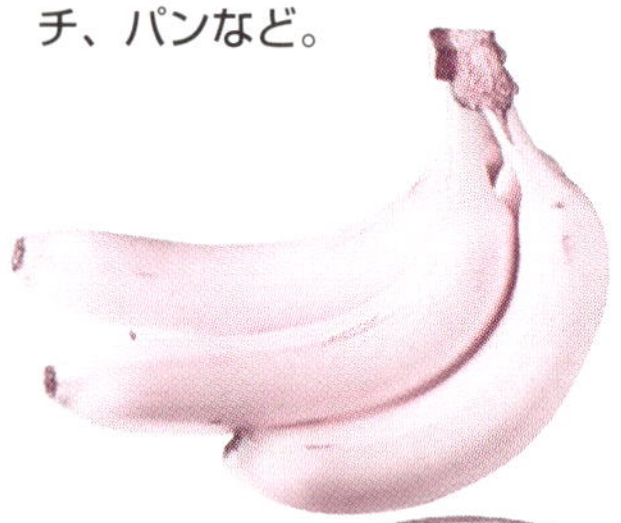

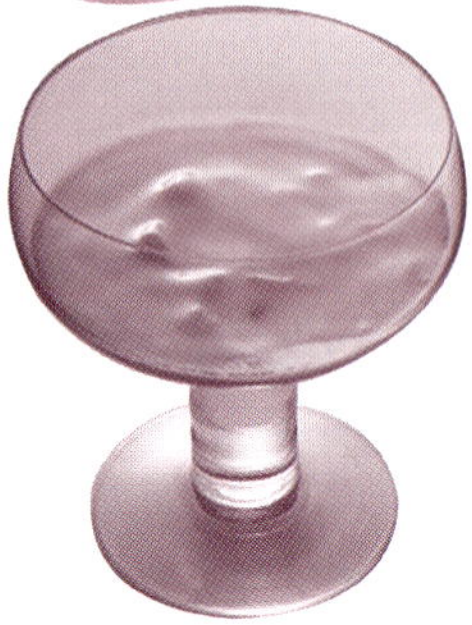

就寝前のおやつは避ける

寝る前に飲み食いすると胆汁などの消化液の分泌が活発になり、就寝中に逆流することがよくある。あやまって肺に吸い込むと誤嚥《ごえん》性《せい》肺炎を起こしやすい。

朝食

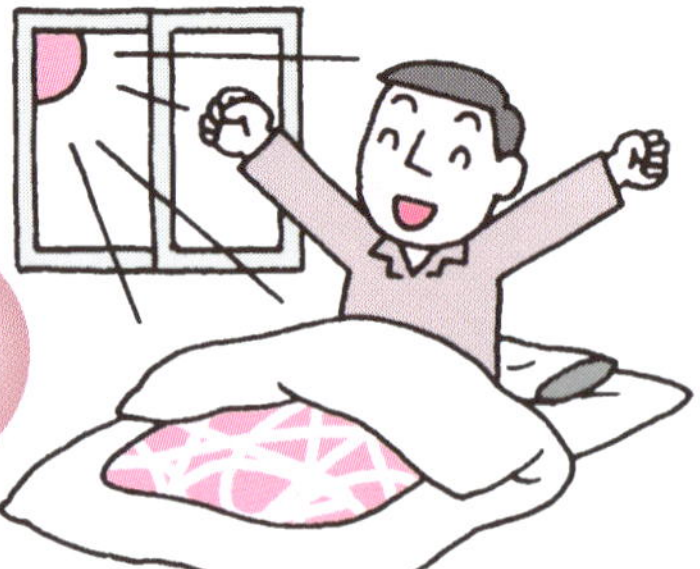

10時ごろに間食を

朝食で食べきれなかったヨーグルトや果物など、この時間に食べてもよい。

昼食

午後も約2時間おきに間食を

自分のペースでよいので、夕食までに2時間ほどの間隔でおやつや軽食をとる。

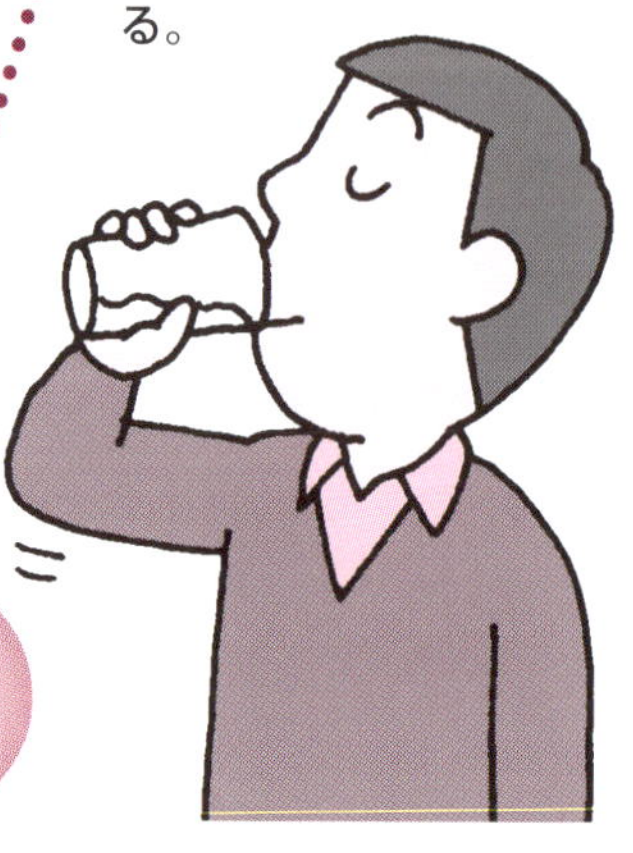

夕食

間食というより食事の一部と位置づける

　手術後の体力回復には、十分な栄養が必要です。しかし、手術の影響で一度に食べられる量が少なく、一日三食の食事だけでは栄養もエネルギーも足りません。

　間食が必要です。退院後、しばらくの間は間食も食事の一部と考え、朝・昼・夕の三食の間に軽食をとりましょう。

　おにぎりやサンドイッチ、チーズやヨーグルト、クラッカーなど小分けにして用意しておくと便利です。また、わざわざ準備しなくても、食事で食べきれなかった分を残しておいて間食にしてもかまいません。

　ただし、ダンピング症状を起こしやすい人は、間食に甘いお菓子類を食べすぎないように注意してください。

食事と食事の間には水分補給を心がける

　一日三回の食事である程度の量を食べられるようになっても、間食と水分補給は忘れないようにします。

　ダンピング症候群予防のため、食事中に水やお茶を飲むのを控えている場合でも、脱水を防ぐために食事と食事の間にはこまめに水分補給をしてください。

甘いものの食べ方がとても大切

　甘いお菓子類は、後期ダンピング症状が出たときの応急処置に役立ちます。ただし、ダンピング症状が起こりやすい人は甘いおやつの食べ方に注意が必要です。

こんなときはすぐに甘いものを!

後期ダンピングの応急処置に

血糖値が下がりすぎ。食事の２～３時間後に大量の冷や汗、脱力などの症状が出たら、すぐにキャンディーやチョコレートなどの甘いものを口にして血糖値を上げる。

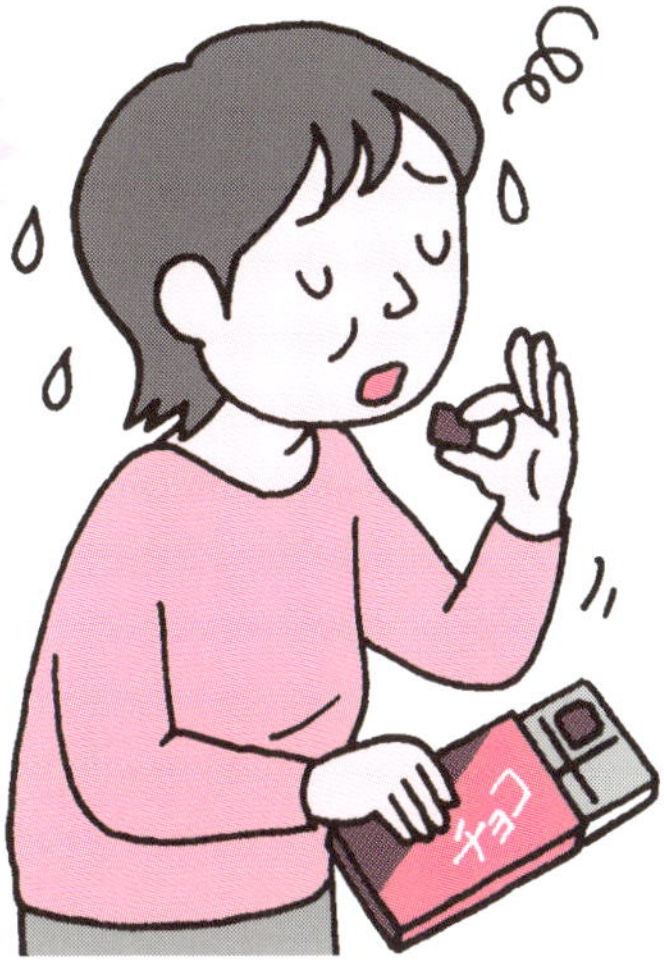

ダンピング症状が出やすい人は

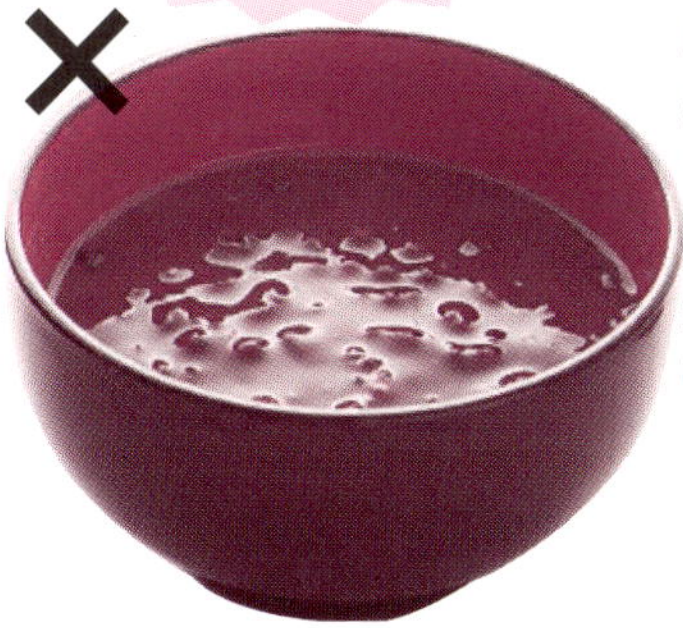

流動性のある甘いおやつに注意

胃の出口がないため、甘いものを一気にたくさん食べると血糖値が急上昇する。特に、おしるこ、シェイクなどの流動性のある甘味類はダンピング症状の引き金になりやすい。

食事の内容①

「おいしい！」と思えることが大事

手術後は思うように食べられず、食が細くなります。栄養バランスは大切ですが、まずは「おいしい」「食べたい」と感じられる食事メニューを心がけましょう。

胃切除後もバランスのよい食事を

胃を切除した後の食事は、基本的に健康な人と同じです。偏食や暴飲暴食をせず、栄養バランスのとれた食生活を心がけます。

以前の食生活で、塩分過多や脂肪のとりすぎ、野菜不足など偏りがあった人は、よい機会なので改めていきましょう。

手術後にはどんな献立がよいのか頭を悩ませることもありますが、絶対に食べてはいけないものはありません。肉や脂っこいものは多少注意しますが、厳しい制限をする必要はありません。

むしろ胃切除後は食欲が低下する人が多いので、おいしく食べられることを優先しましょう。

家族と同じ食事でよい

退院後の食事は、特別な献立を用意する必要はありません。家族と同じ食事で大丈夫です。消化のよいもの、やわらかな食材・調理法にこだわりすぎると、食べる楽しみが減ってしまいます。

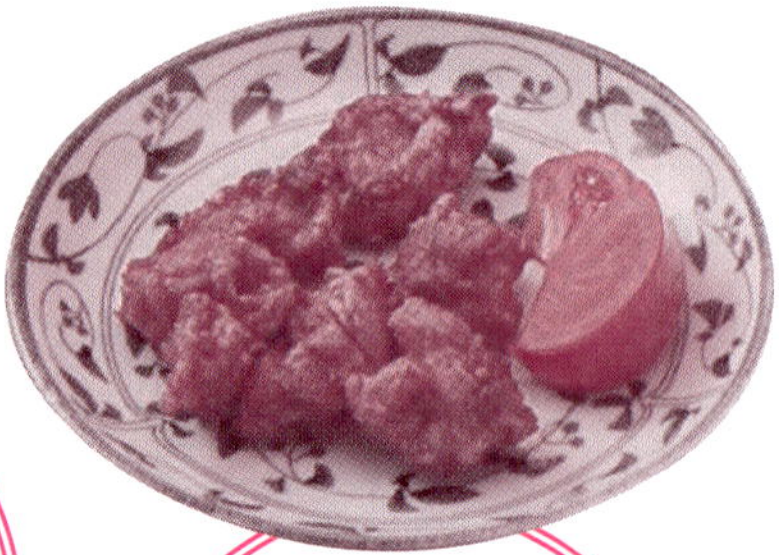

唐揚げは控えめに。最初はひとつから

肉は消化のよい部位を

肉は脂質が多い霜降りやサーロイン、バラ肉などは消化がよくない。しかし、肉の良質なたんぱく質は手術後の体力回復に欠かせない。脂質の少ない赤身肉や鶏のささ身など消化のよい部位を選ぶ

脂っこいものは少しずつ

手術後しばらくは、脂質の多い食品を食べるとおなかの調子が悪くなりやすいが、絶対にダメではない。少しずつ食べてみて、しだいに慣れれば揚げ物も食べられるようになる

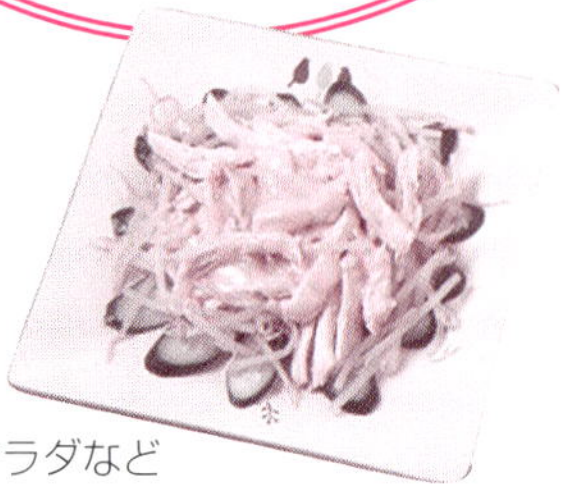

ささみのサラダなど野菜といっしょに

栄養補助食品も活用

ほとんどの人は必要な栄養を食事で十分に補えるようになる。ただし、鉄分やカルシウムの吸収が悪い場合は栄養補助食品を利用する。特に閉経後の女性で、胃を全摘した人は骨粗鬆症に注意する。また、胃を全摘した人はビタミン B_{12} と鉄分の注射を定期的に受ける必要がある（P86 参照）

お粥より ふつうのごはんを

主食はお粥にしたほうがよいと思う人が多いが、ふつうに炊いたごはんでかまわない。よくかんで、ゆっくり食べれば問題ない

胃切除後には カルシウムと鉄を積極的に

胃を切除した後は、カルシウムや鉄の吸収が低下する。これらの栄養を多く含む食材を積極的にとりたい。ただ、骨粗鬆症や貧血がみられるときは食事だけでは不十分なので、薬を処方してもらうなど病院での治療が必要（P86 参照）

■カルシウムの多い食品

牛乳、チーズ、ヨーグルトなどの乳製品／小魚／小松菜、大根の葉、モロヘイヤなどの緑黄色野菜／大豆、豆腐、納豆、豆乳などの大豆製品

■鉄分の多い食品

レバー／ひじき、わかめなどの海藻類／貝類／パセリ、切り干し大根、つまみ菜などの野菜

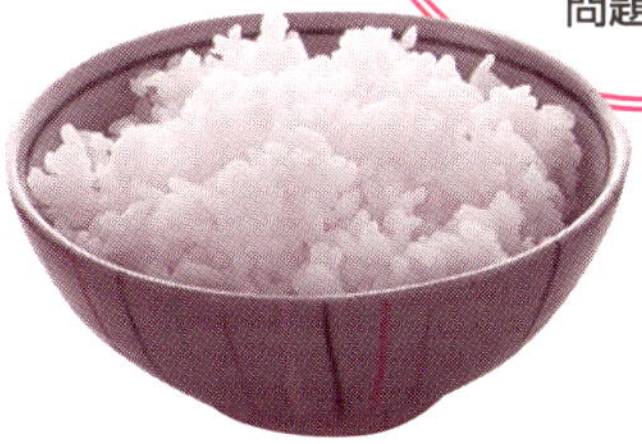

白米のごはんにしよう

幽門が残っている場合は食べすぎ注意

幽門を温存した人は胃の機能が残っているものの、健康時に比べると働きがあまりよくない。飲食物が胃からなかなか排出されず、胃もたれや逆流の原因になる。食事はゆっくり時間をかけ、くれぐれも食べすぎないこと。

ただし……

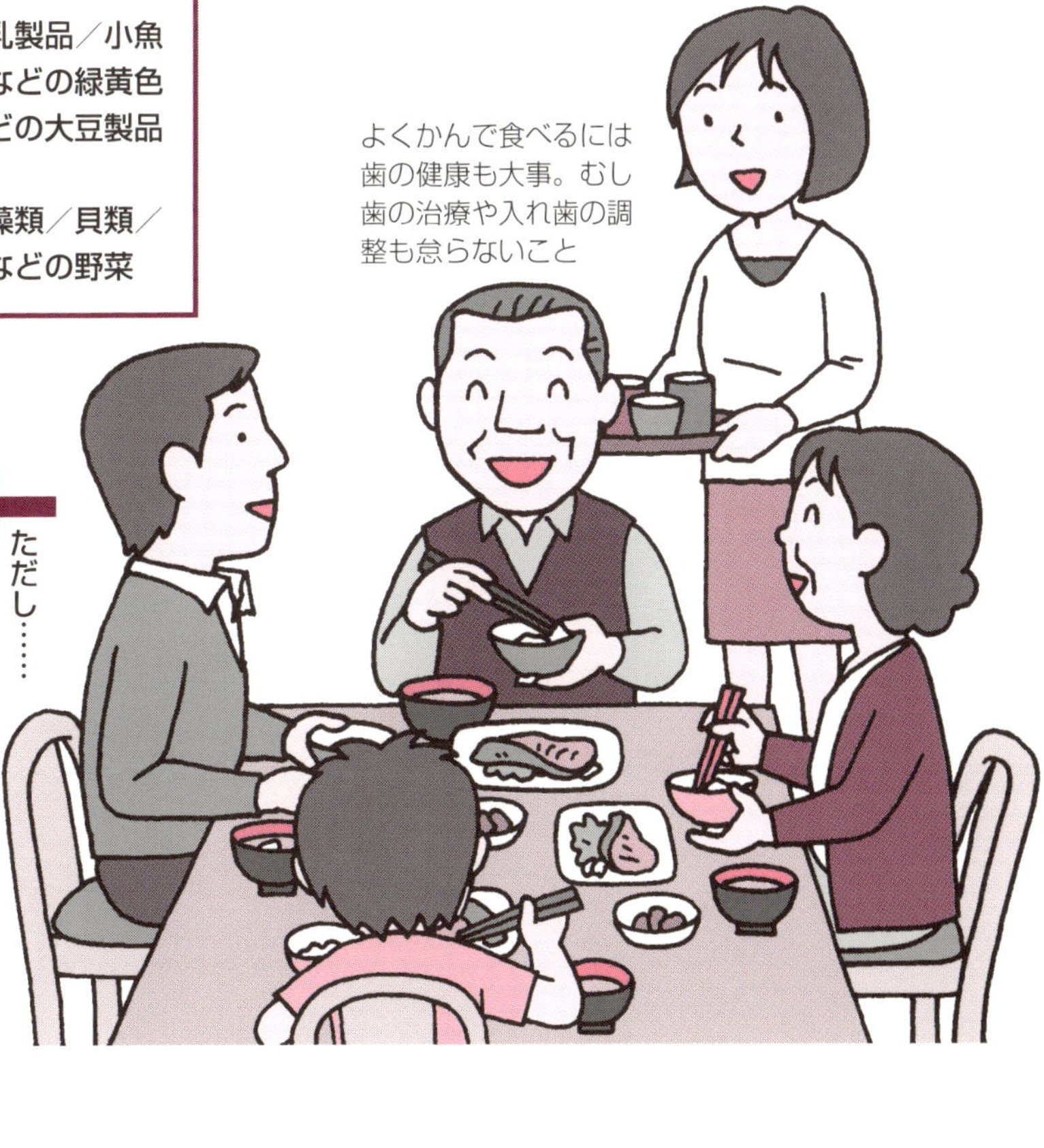

よくかんで食べるには歯の健康も大事。むし歯の治療や入れ歯の調整も怠らないこと

食事の内容②

調理を工夫すれば、なんでも食べられる

胃の切除後でも食べ方さえ気をつければ、なにを食べてもかまいません。とはいえ、本当に大丈夫なのか不安になる人も。ちょっと気になる食品は、食べ方を工夫しましょう。

気になる食品も食べ方しだい

「これは食べても大丈夫？」というちょっと気になる食品も、調理法や食べ方を工夫すれば心配ありません。

大豆などの豆類

おならが出やすい人は控えめに

大豆は良質のたんぱく源だが、食物繊維も多いので、炒り豆や煮豆はあまり消化がよくない。ガスがたまるので、おならが出やすい人は控える。

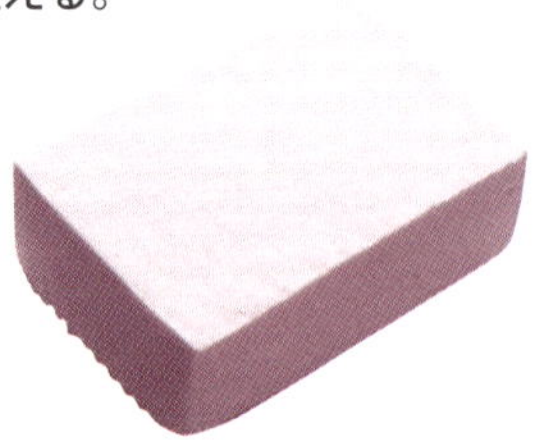

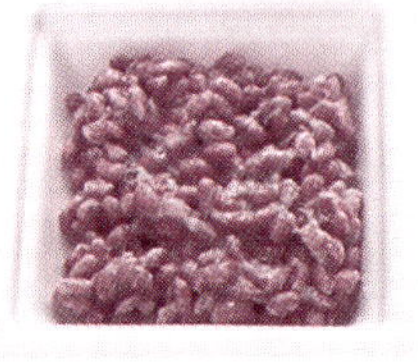

豆腐や納豆なら消化がよく、おすすめ

柿

腸でかたまりやすいので少なめに

渋み成分が含まれ、腸内にあるほかの食べ物もいっしょにかためてしまう。一度に食べるのは1切れ程度にとどめておく。

食物繊維

細かく刻んで調理し、徹底的にかむ

食物繊維は胃があっても消化されないが、胃の切除後は手術の影響があるので特に要注意。腸の癒着により通過しにくい部分がある場合、よくかまないで飲み込むと詰まって通過するまで苦しいことがある。徹底的にかむこと。調理の段階で細かく切っておくと安心。

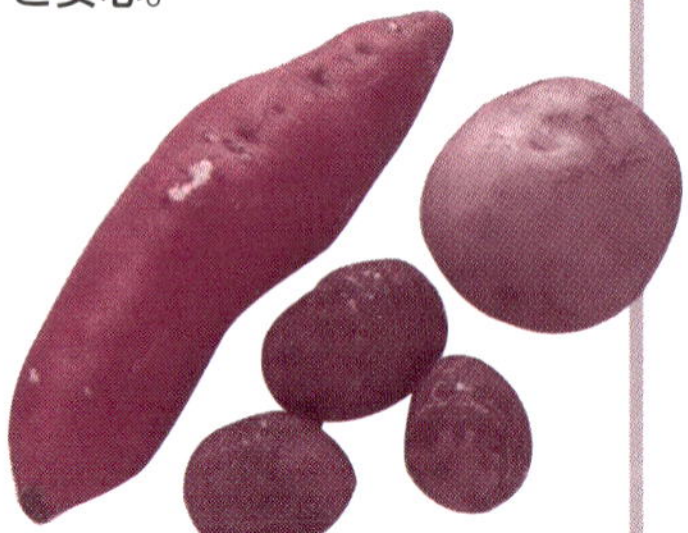

食物繊維の多い食品は生野菜、きのこ類、海藻類、いも類、たけのこ、ごぼう、れんこん、こんにゃくなど

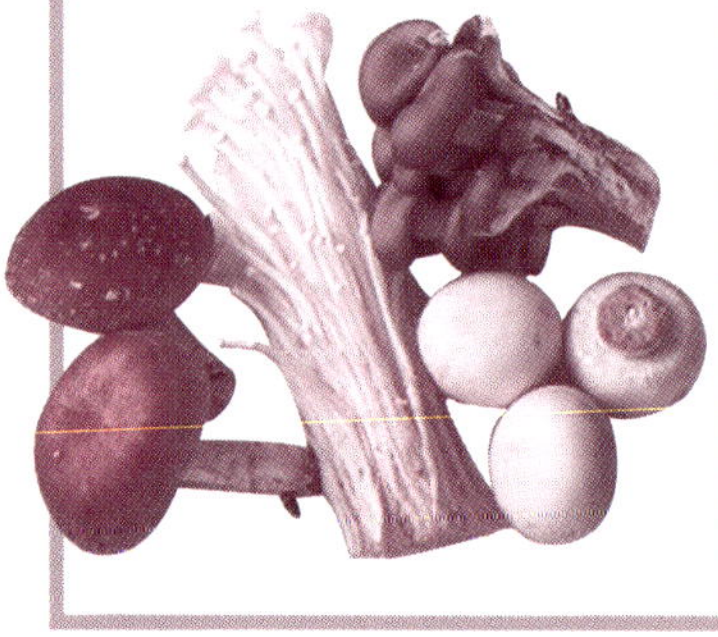

牛乳　おなかがゴロゴロするときは温めて少しずつ

　牛乳はカルシウムやたんぱく質、水分も同時に摂取できるので、胃切除後の間食におすすめ。おなかがゴロゴロする人は、温めて少しずつ飲むとよい。なお、下痢をする人は無理に飲まない。

コーヒー　空腹時のブラックは避ける

　濃いブラックコーヒーを空腹時に飲むのは健康な人でもよくない。胃の切除後も同様。

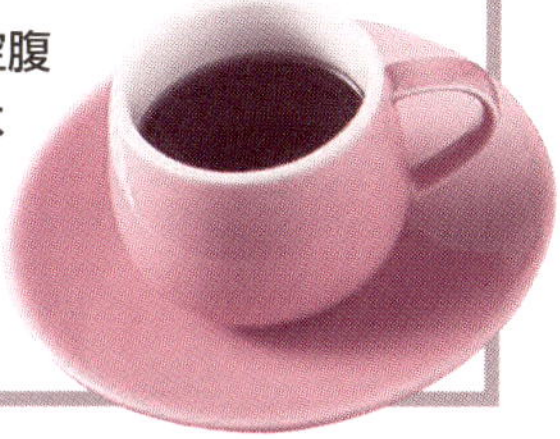

１日１～２杯、空腹時を避けて飲むならよい

刺身などの生もの、貝類、たこ、いか

刺身は新鮮なものなら問題ない

　以前は禁止されていたが、新鮮なものなら問題ないことがわかった。ただし、貝類やたこ、いかは、かんでも口に残ることが多く、この場合は飲み込まずに吐き出す。

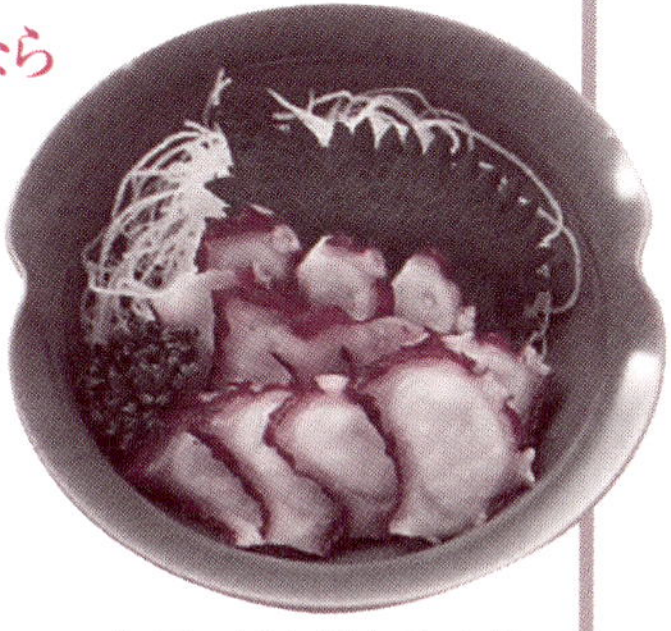

たこ、いかはかみきれないときはダメ

香辛料　適量ならかまわない

　激辛など度を越した使用量でなければ問題ない。減塩や食欲増進には適量の香辛料がすすめられることもある。

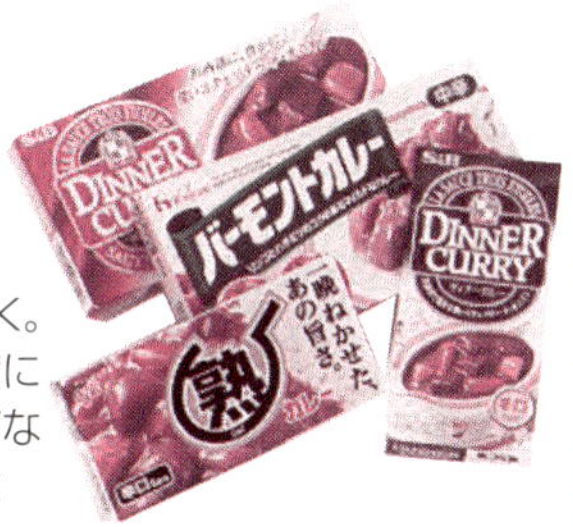

カレーもOK。ただし、一度に量を食べすぎないように注意

アルコール　酔いやすいので要注意。ビールはげっぷを出せるまで避ける

　胃の切除後はお酒がすぐに小腸へ流れ込むため、酔いが早くなる。逆にお酒に強くなる人もいる。幽門を温存した人はアルコールがもたれて気分が悪くなりやすい。手術後は一時的にげっぷができなくなるため、ビールや炭酸飲料は炭酸ガスがおなかにたまって苦しくなる。げっぷが出せるようになるまで控える。

「少しずつ、ゆっくり」を守って試してみるとよい

　胃を切除したからといって絶対に食べてはいけない食品はありません。手術後すぐは食べることじたいが不安でしょうが、「少しずつ、ゆっくり」を守って食べれば、不快な症状はかなり抑えられます。食べ方に気をつけ、体調の変化をみながら、いろいろな食品にチャレンジするほうが栄養バランスもとりやすくなります。

COLUMN

手術後の食欲不振はホルモンが出ないせい

胃の切除でグレリンというホルモンが出なくなる

胃を切除した後はほとんどの人に体重減少が起こります。特に胃全摘や幽門側胃切除を受けた場合は顕著です。その原因のひとつとして最近注目されているのが、「グレリン」です。

グレリンとは胃から分泌されるホルモンの一種で、強力な食欲亢進作用があります。空腹時に胃から分泌され、迷走神経を介して脳に空腹や飢餓感が伝わり、食事をとるという行動に結びつくと考えられています。

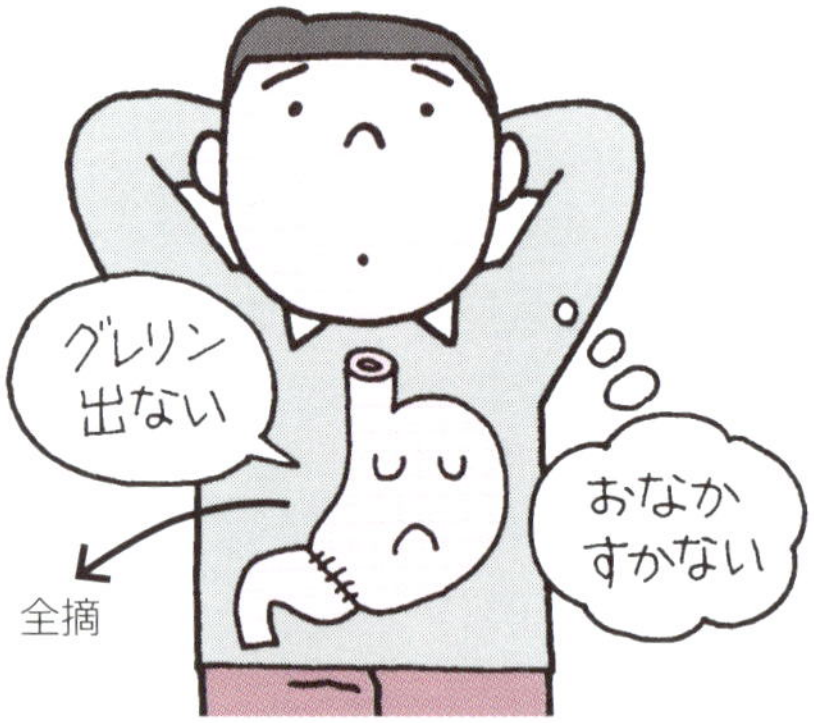

空腹を感じ、食べる行動をとるのはグレリンのおかげ

ところが、胃を切除するとグレリンが分泌されなくなったり（全摘の場合）、分泌量が減少したりします。そのため空腹を感じにくくなり、食が細くなるのです。

しかも、手術後しばらくの間は以前に比べて食べる量がかなり減ることも相まって、体重の減少が進んでしまうのです。

体重減少は気にしない。少しずつ元の生活に戻す

手術後しばらくは体重がガクンと減るため、やせてしまった自分の姿をみて気に病む人も多いのですが、これは一時的なものです。

ほとんどの人は手術から数ヵ月経つと体重の減少に歯止めがかかりますし、食事も少しずつ量を食べられるようになってくるので、徐々に体重も回復してきます。

ある程度、食べられるようになったら運動を始めるのもよいでしょう。療養生活で衰えた筋肉を運動で取り戻すことでやせが目立たなくなり、体力的にも自信がもてるようになります。

5

手術後を快適にすごすには

手術が無事成功し退院した後も、
しばらくの間は通院することになります。
手術後の経過観察と、手術の影響でさまざまな症状が
出ることがあるので、対策が必要になるからです。
そのほかにも、毎日を快適にすごすため、
生活の注意点もいくつかあるので覚えておきましょう。

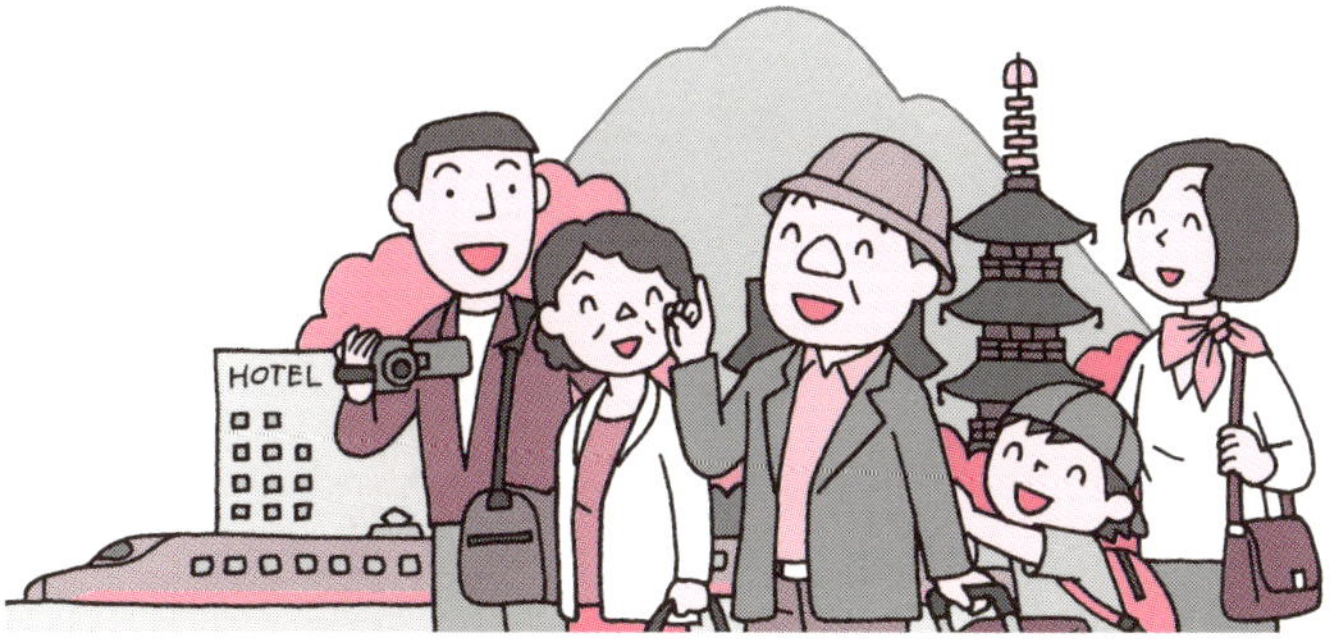

社会復帰

自分のペースでOK。無理は禁物

胃がんの手術を受けた後、多くの人が以前と同じように仕事をし、日常の生活に戻っています。ただ、いつ復帰できるかは個人差があるので、あせらず自分のペースで進みましょう。

体力・気力とも回復したら復帰へ

早く仕事に戻りたい、以前の生活を取り戻したいと、はやる気持ちはあるでしょうが、あせりや無理は禁物です。

退院後、家庭での療養を経て……

自宅でゆっくりすごすうちに、少しずつ体力が回復してくる。

気力の充実を実感できる

体調が整い、「もう大丈夫！」「そろそろ元の生活に戻りたい」という気持ちになったら、気力も十分といえる。

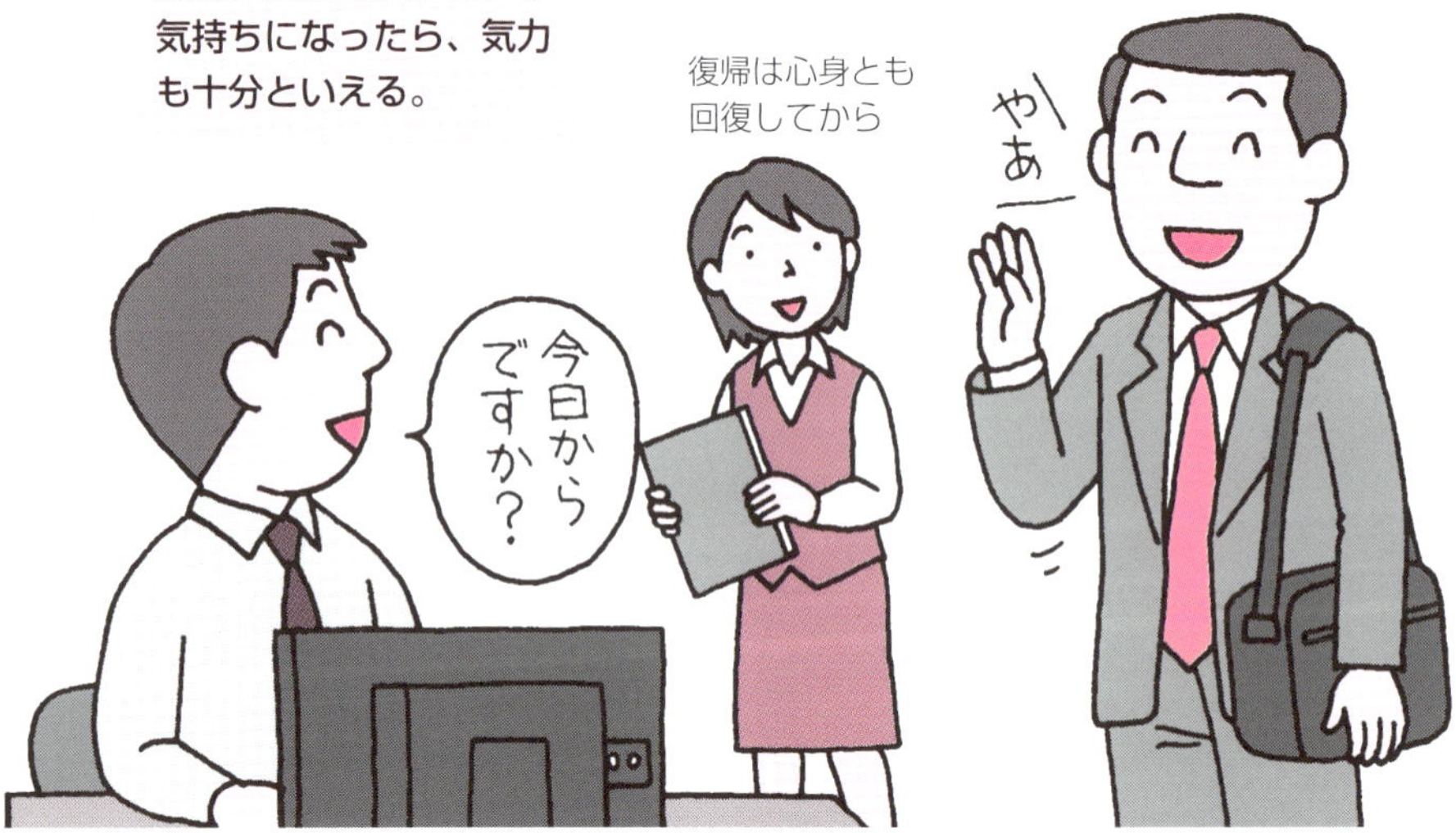

復帰は心身とも回復してから
やあ
今日からですか？

食事もある程度食べられる

食事をとれるようになると体力の回復も早い。一度に量を食べられないので、復帰後も間食の時間を確保し、食後に休憩できるように調節を。

本格復帰に

復帰後、しばらくの間は無理をしない。体が慣れて、生活のリズムが整ったら本格的に復帰しても大丈夫。

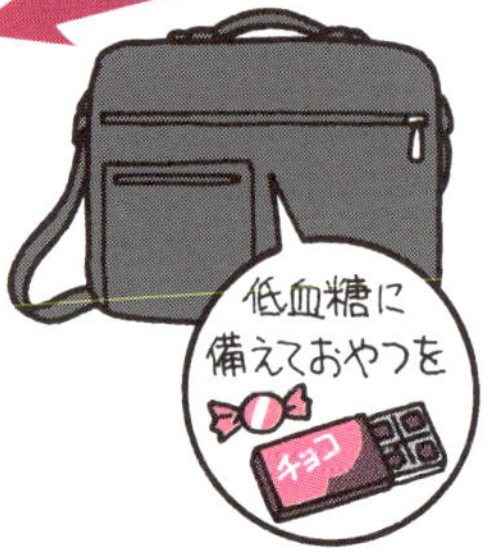

低血糖に備えておやつを
チョコ

少しずつ体を動かして筋力を取り戻す

手術後は筋肉も減っています。無理のない範囲で運動し、筋力の回復・増強に努めましょう。ただし、負荷を加えるのは最低でも手術後３ヵ月をすぎてから。６ヵ月経てば本格的に運動しても大丈夫です。

スポーツの種類によっては注意が必要なので、事前に主治医に相談を

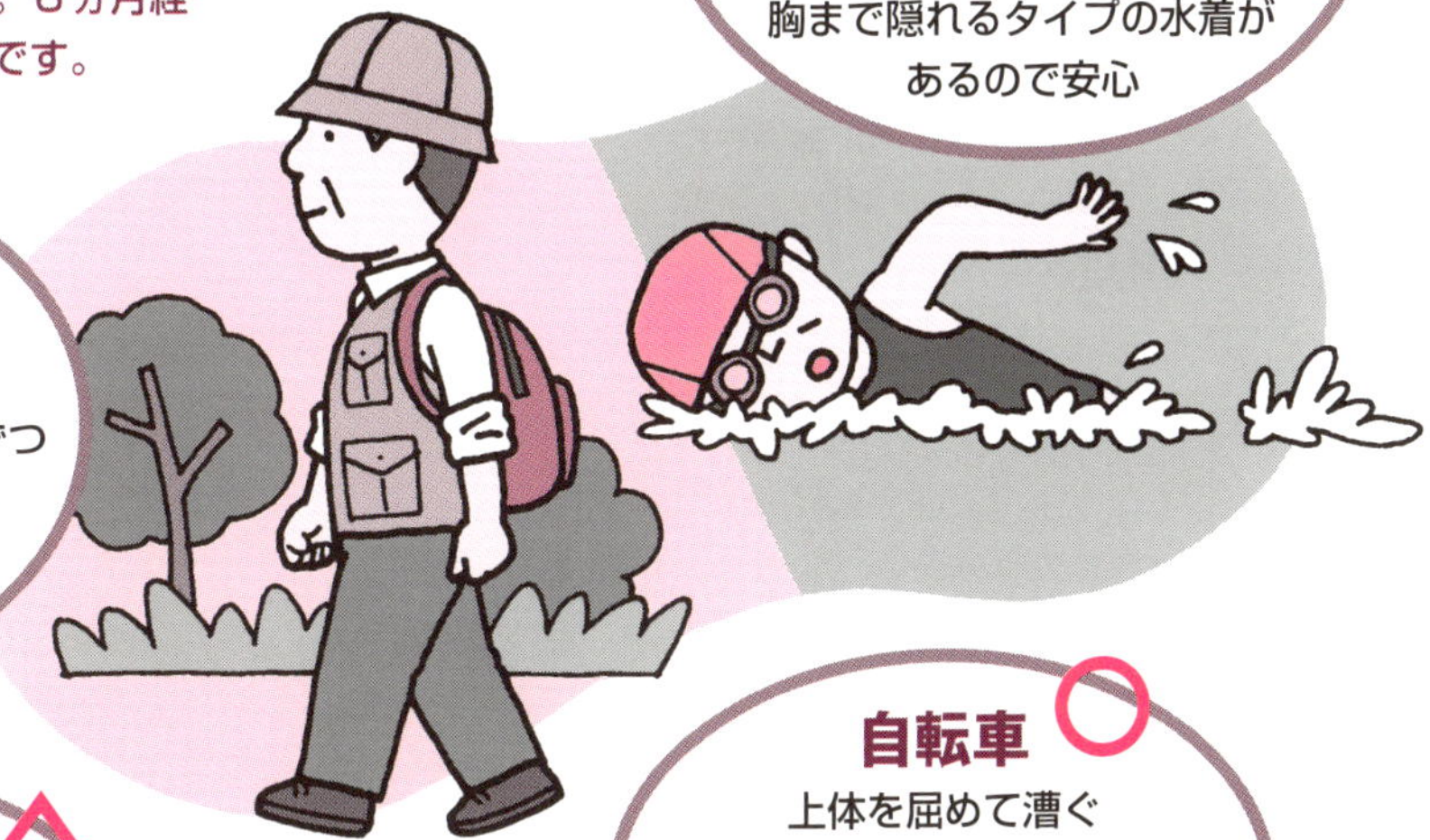

水泳 ◎
全身運動になる。水中ウォーキングも筋力アップに効果的。手術後の腹部の創が気になるときは、男性でも胸まで隠れるタイプの水着があるので安心

散歩・ウォーキング ◎
自分のペースでできるのでおすすめ。自宅療養中も少しずつ歩こう。体力の回復に伴い、徐々に歩く距離をのばすとよい

自転車 ○
上体を屈めて漕ぐスポーツサイクルは手術後最低３ヵ月経過してから。普通の自転車で、上体を伸ばして漕ぐのなら問題ない

ゴルフ、野球、テニス △
球を打つ瞬間に腹筋に強い負荷がかかるので、手術後最低３ヵ月経過してからにする

早期に職場復帰できる人が増えている

仕事をしている人にとっては、退院した後、どれくらいで職場に復帰できるようになるのかおおいに気になることでしょう。

胃がんの状態や手術法に加え、仕事の内容によって個人差がありますが、手術後一ヵ月以内の早期に復職できる例が増えています。

回復のカギは「食べて、動く」

職場復帰後、疲労感を訴える人がしばしばみられます。その原因の多くは、食後二時間ごとのおやつをとっていないためです。低血糖による疲労感や集中力の低下は、仕事の能率に影響します。

予防のためには、いつでもおやつがとれるように、あめやチョコレート、せんべいなどを携帯しておきます。また、手術後の体力回復には、食事だけでなく、適度に体を動かすことも必要です。

治療後の通院

定期的な診察は五年を目安に続ける

退院したら、それで病院とのつき合いが終わるわけではありません。手術後の経過観察があるので、最低でも五年間は定期的に通院し、様子をみてもらう必要があります。

通院の目的は3つある

胃がんの手術後、通院する目的は３つあります。５年を目安にするのは、それ以降になると再発するケースはまれだからです。

目的❶回復ぐあいのチェック

食事や排便の状態など、消化機能がどの程度回復しているかを確認する。手術の大きさ、内容によって異なるが、最初の１年間は２～３回通院する。

目的❷術後の化学療法

ステージⅡ以上の場合は、再発率を下げる目的で術後化学療法をおこなうことになっている。手術後１年間は化学療法を継続するための通院となる。

目的❸食事の指導

手術後は消化機能に影響が出るので、食べ方を工夫する必要がある。不快な症状が出たときの処置や治療もおこなう。

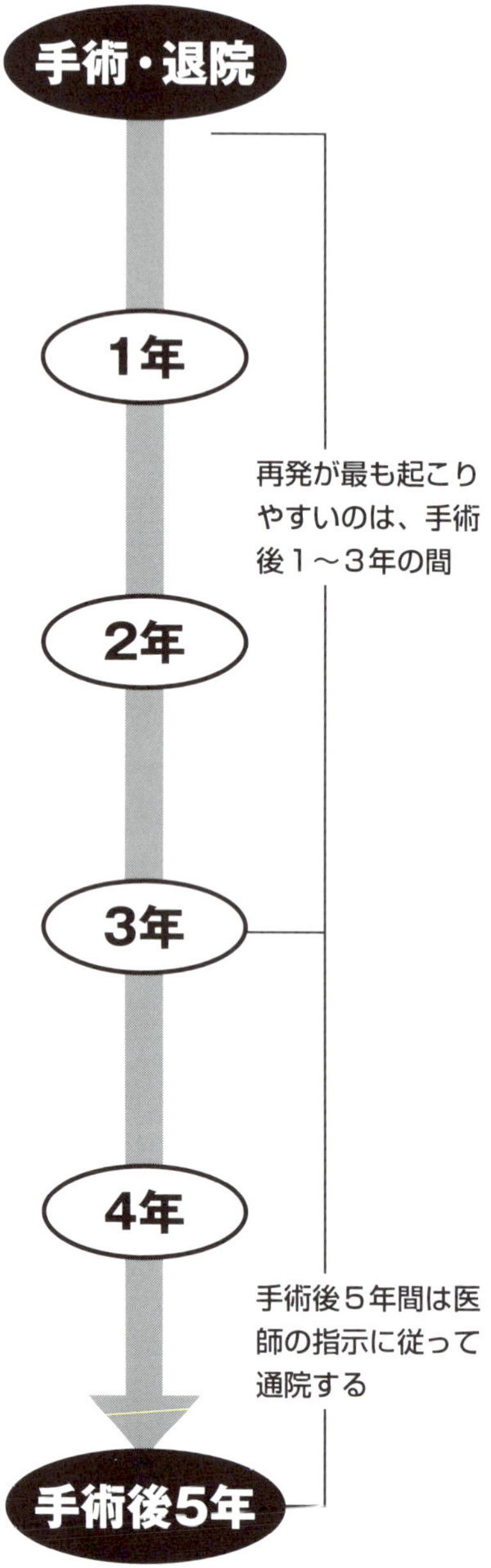

手術・退院
1年
2年
3年
4年
手術後5年
再発が最も起こりやすいのは、手術後１～３年の間
手術後５年間は医師の指示に従って通院する

５年をすぎると再発例は減ってくるので、ひと区切りつける。その後の通院は主治医と相談して決めればよい

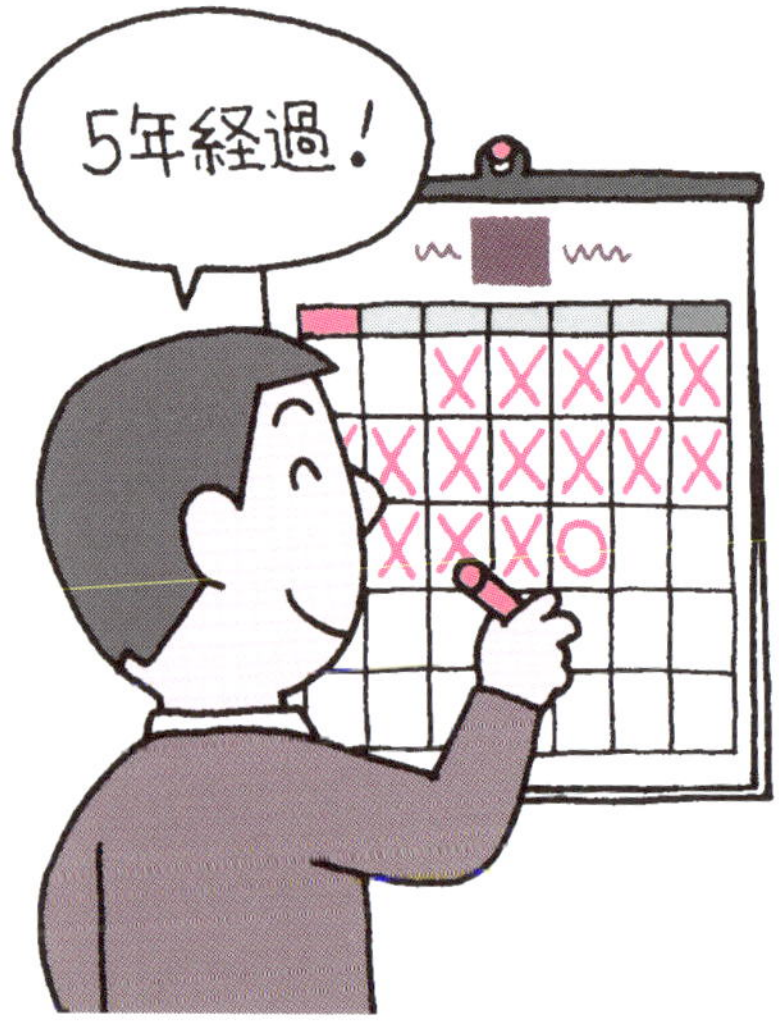

5年経過！

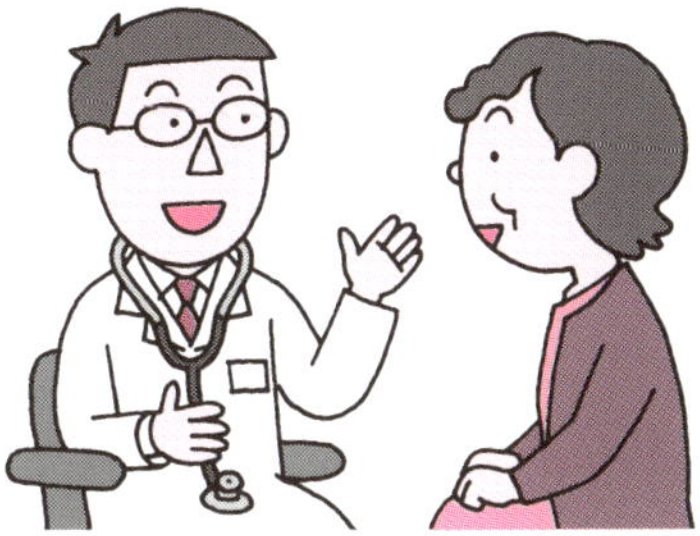

通院間隔の目安

早期胃がん	６ヵ月〜１年ごと
進行胃がん	３ヵ月ごと
スキルス胃がん	１〜３ヵ月ごと

手術後五年間は様子をみることが大切

　胃がんは手術でがんを切除できても、それで完治したとはいえません。目に見えない小さながんが残っている可能性があり、再発につながることがあるからです。

　胃がんが再発すると、ほとんどの場合は治せません。できるだけ長い期間、生活の質（ＱＯＬ）を保ちつつ、よりよい人生をすごせるようにすることが治療の主目的となります。場合によっては、抗がん剤で数年間がんをコントロールできることもあります。

　再発しても自分らしい生き方を選ぶには、少しでも早く再発を見つけることが肝心です。そのためにも最低五年間は定期的な通院が必要なのです。

通院中の主な検査

がんの再発・転移がないか、いくつかの検査がおこなわれます。

血液検査（腫瘍マーカー）

腫瘍マーカーとは、がんがあるときに血液中に増加する特殊なたんぱく。胃がんではCEAやCA19-9という腫瘍マーカーが用いられる。ただし、がん以外でも増えることがあり、この検査だけでは確定できない

基準値

CEA	5ng/ml 以下（CLIA 法）
CA19-9	37U/ml 以下（IRMA 法）

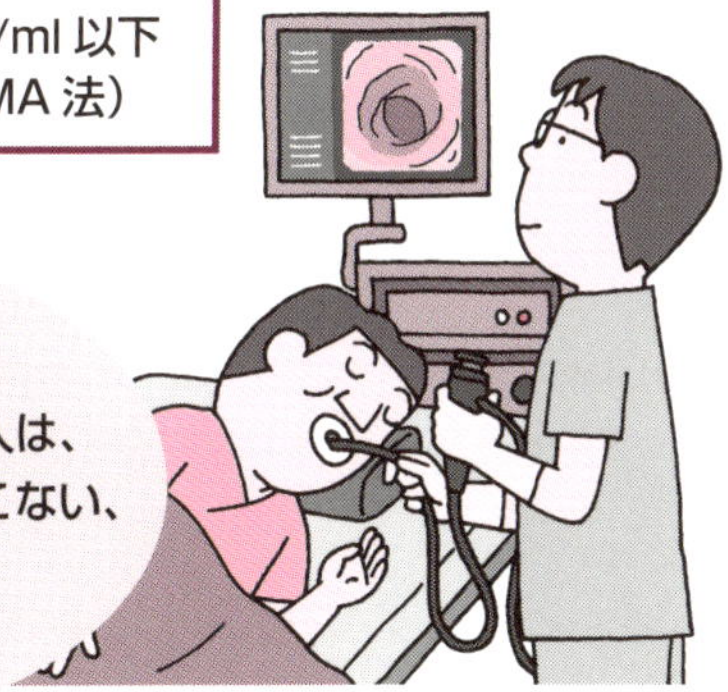

内視鏡検査

内視鏡的切除を受けた人は、定期的に内視鏡検査をおこない、病巣付近の再発の有無を確認する

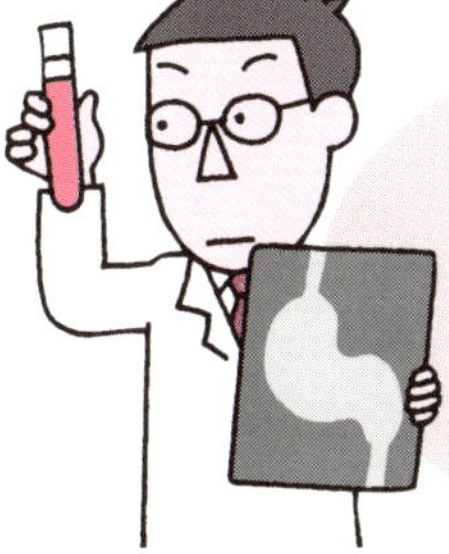

画像検査

超音波検査、CTやMRIなどの検査。腹膜再発（→P96）は、注腸検査（→P13）で比較的早期に発見できる場合がある

手術後の体調

胃の切除による症状、影響は全身に出る

胃を切除した影響や後遺症には早い段階から出るものもあれば、手術後数年経過してから出てくるものもあります。そのため、かかりつけ医に治療を引き継ぐこともあります。

通院しやすい病院に替えてもよい

貧血や骨粗鬆症などの治療は、近所にあるかかりつけ医や通院しやすい病院に替えてもかまいません。そのほうが負担にならず、治療を続けやすくなります。

手術を受けた病院

手術後５年間は通院したい。しかし、手術を受けた病院が遠方の場合は通いつづけるのは負担になる。

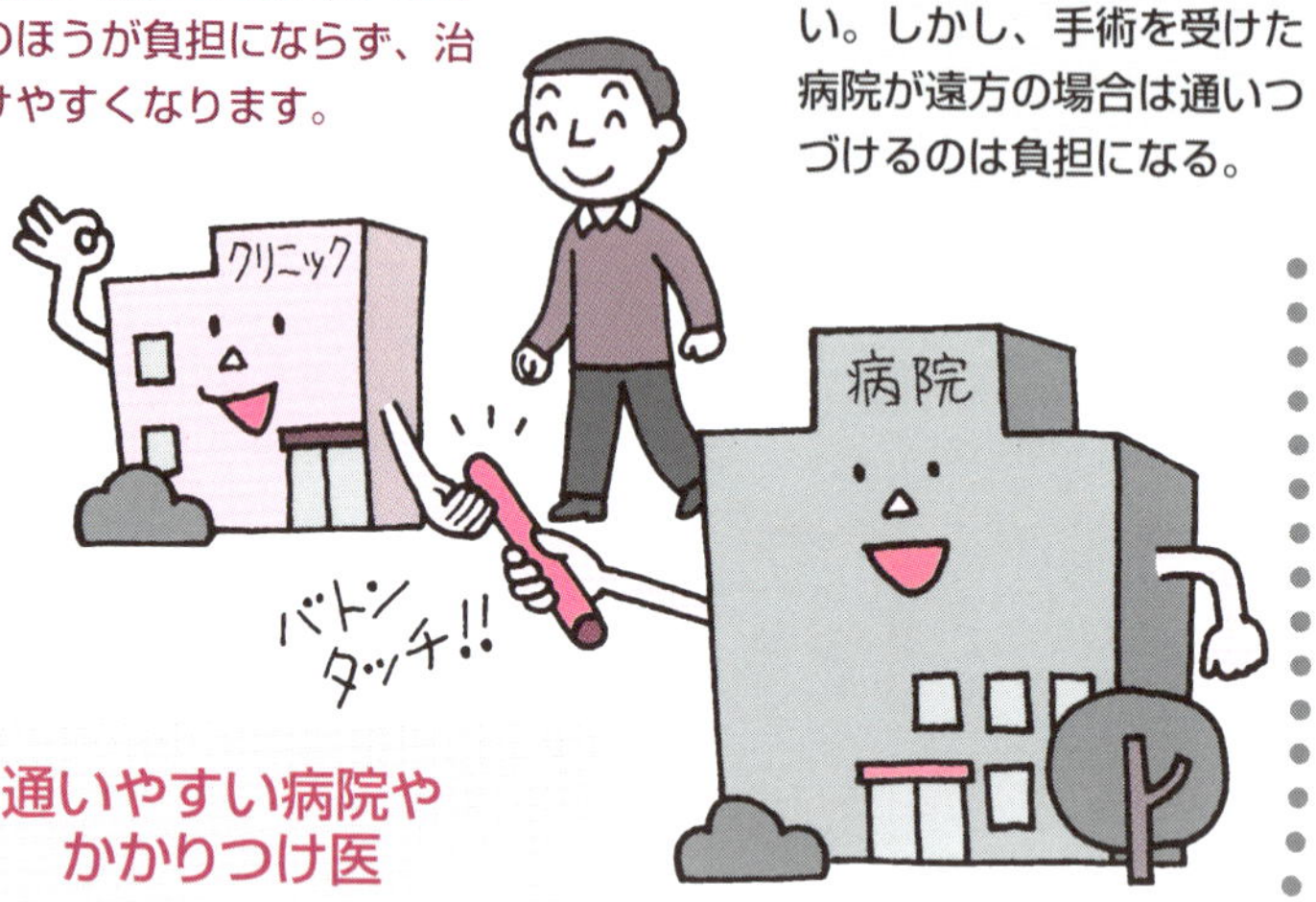

通いやすい病院やかかりつけ医

貧血や骨粗鬆症の治療は生涯続けることになるので、近くの通いやすい病院がよい。病院を替えても「胃切除後貧血」などの病名で永続的に保険診療が受けられる。

医療機関を替えるときは、双方にそれぞれどこで治療を受けているかを伝えておこう

いずれはバトンタッチ

数年経ってから影響が現れることも

手術でがんを根治しても胃を切除した影響は残ります。すでに述べたように、食事のとり方などに工夫が必要なほか、栄養の吸収が低下して貧血や骨粗鬆症にかかり、医療的な処置が必要になってくることもあります。

こうしたことは手術の影響ですが、がんの治療そのものに直接関係しません。通院しやすい病院やかかりつけ医に治療を引き継いでもらうほうがよいでしょう。

手術を受けた病院が、家から近く便利ならかまいません。ただ、通院中は胃がんの手術を担当した外科ではなく、内科や整形外科が担当になる場合があります。

治療を続ける必要があるのは

手術後の後遺症で多いのは、貧血と骨粗鬆症です。男女とも注意が必要ですが、特に閉経後の女性は骨粗鬆症が進みやすいので、必ず治療してください。

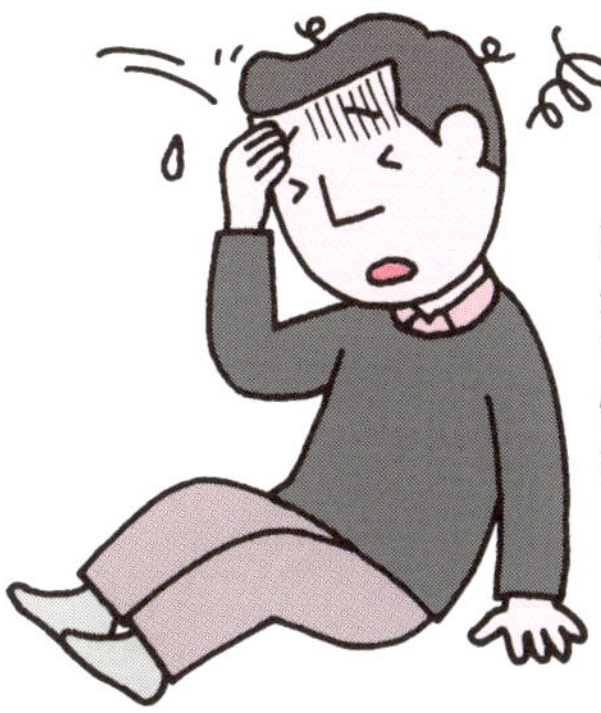
貧血が進むと、少し走るだけでも息切れや動悸、立ちくらみなどが起こる

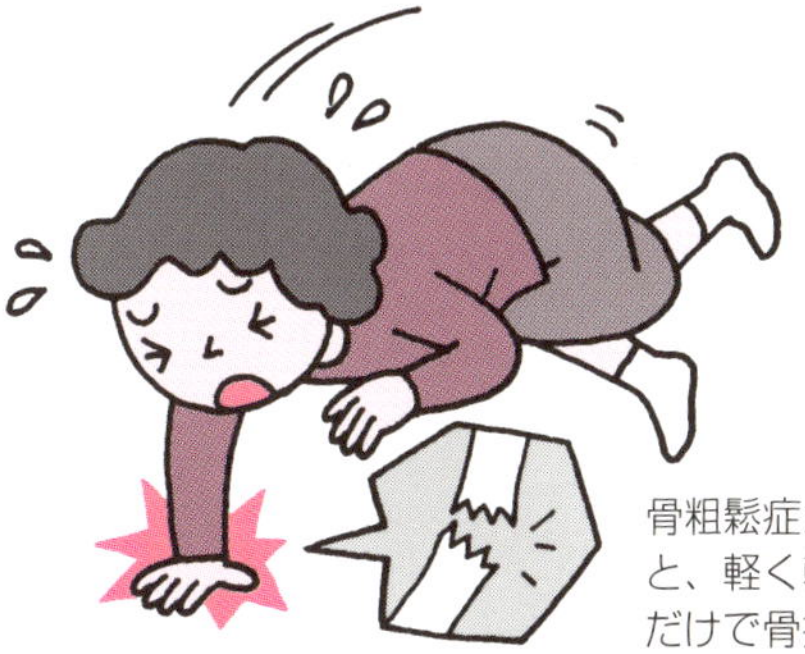
骨粗鬆症が進むと、軽く転んだだけで骨折する危険がある

	鉄・ビタミンB_{12}不足による **貧血**	カルシウム不足による **骨粗鬆症**
原因	赤血球数や赤血球中のヘモグロビンの減少。胃を切除すると赤血球をつくる鉄やビタミンB_{12}、たんぱく質の吸収が低下する。ただ、ビタミンB_{12}は体内にある程度蓄えがあり、手術後数年間は貧血に至らないこともある。軽いうちには自覚症状がないので、年に１～２回は検査を受ける	骨は加齢に伴いもろくなるが、胃の切除後は食事量の不足やカルシウムの吸収低下によって骨粗鬆症が進みやすい。背骨（脊椎《せきつい》）で骨粗鬆症が進むと圧迫骨折を起こして背中が曲がる。その影響で食道と胃の吻合部がゆるみ、逆流が起こりやすくなる
対策	●**ビタミンB_{12}の注射（胃全摘後）**　年に２～４回程度受けに行く ●**増血（鉄）剤の服用**　血液をつくる成分を薬で補う。飲み薬か注射がある ●**食事で鉄分摂取**　レバー、海藻、緑黄色野菜などを積極的にとる	●**薬物療法**　カルシウム剤やビタミンＤ剤の注射や内服薬、骨粗鬆症治療薬を使う ●**適度な運動**　骨を支える筋力の低下を防ぐ。運動すると骨へのカルシウムの定着が促される ●**食事でカルシウム摂取**　カルシウムの多い食品を積極的にとる。特に乳製品に含まれるカルシウムは吸収率がよい

要注意の症状①

胃の切除後は胸やけ、逆流が起きやすい

胃を切除すると出入り口の機能が低下、または失われるため、本来なら腸に流れるはずの内容物が逆流することがあります。その影響で胸やけなどの不快な症状が現れます。

おなかの中で「逆流」が起こる

胸やけや口の中に苦いものが上がってくるなどの不快な症状は、おなかの中で内容物の逆流が起こっているためです。多くは、就寝中など体を横にしているときに起こります。

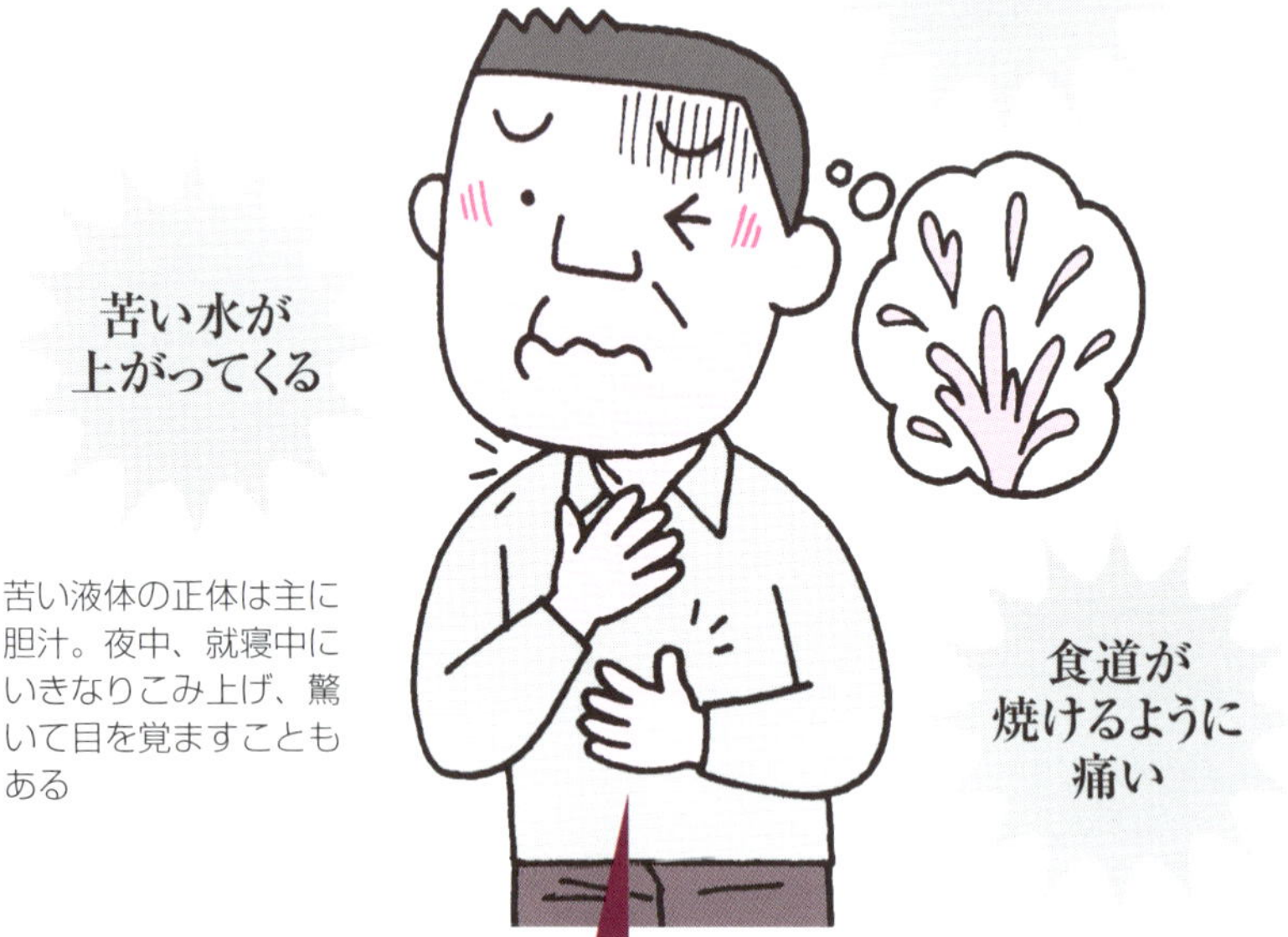
胸やけがする
苦い水が上がってくる
苦い液体の正体は主に胆汁。夜中、就寝中にいきなりこみ上げ、驚いて目を覚ますこともある
食道が焼けるように痛い

おなかの中では……

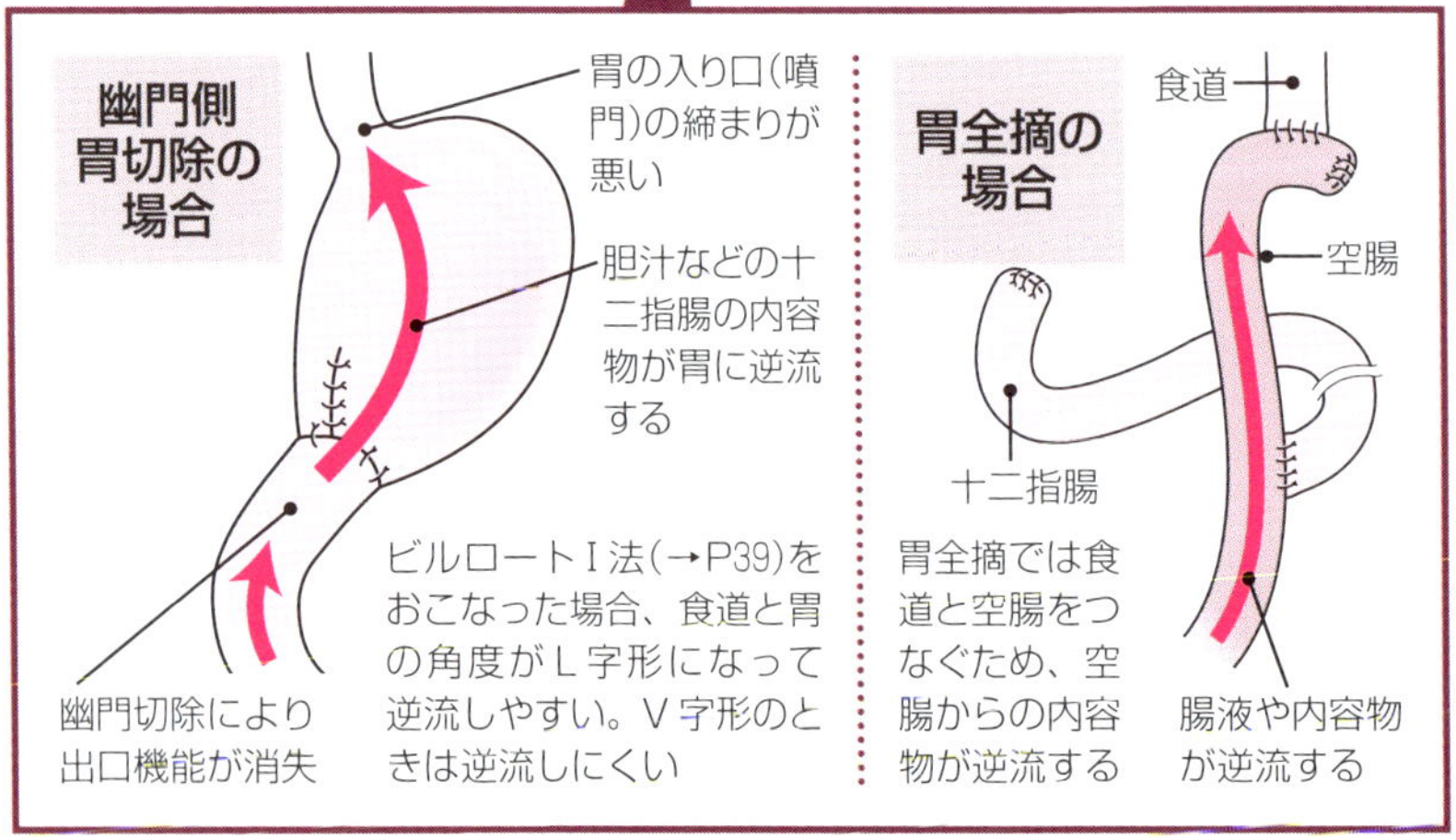
幽門側胃切除の場合
胃の入り口(噴門)の締まりが悪い
胆汁などの十二指腸の内容物が胃に逆流する
幽門切除により出口機能が消失
ビルロートI法(→P39)をおこなった場合、食道と胃の角度がL字形になって逆流しやすい。V字形のときは逆流しにくい
胃全摘の場合
食道
空腸
十二指腸
胃全摘では食道と空腸をつなぐため、空腸からの内容物が逆流する
腸液や内容物が逆流する

逆流を防ぐ・緩和する方法

就寝中は体が水平になるので、逆流が起こりやすくなります。寝る前に予防策を講じておくようにしましょう。

上体を少し高くして寝る

布団やマットなどを重ねて、上半身を 20 度ほど高くして寝るとよい。手術後半年を経過しても逆流が起こる場合は、生涯続く可能性が高いので、ギャッチベッドを使用すると便利

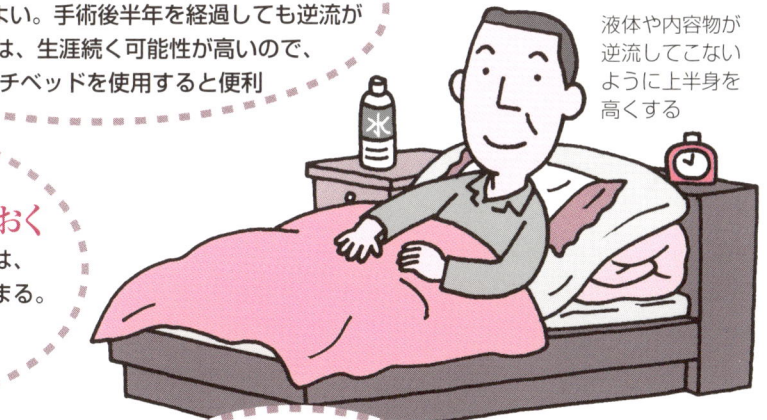

液体や内容物が逆流してこないように上半身を高くする

飲み物を枕元に用意しておく

逆流が起こったときは、水やお茶を飲むとおさまる。就寝前に枕元に用意しておく

食べてすぐ横にならない

脂っこいものは胆汁の分泌を増やす。夕食には油ものは控え、最低でも食後２時間以上経過してから寝る

食道炎の薬を服用

逆流がひどく、食道炎になったときは粘膜保護剤や分泌抑制剤などの薬を服用したほうがよいので、かかりつけ医などに相談する。

幽門温存術でも逆流があるときは

幽門を切除した人に比べると症状は軽いが、胃酸や胃の内容物の逆流が起こることがある。手術後２～３年経過すると胃の機能が回復し、改善される。逆流が起こるときは以下の注意点を守る。

- 夕食は就寝時間の4時間前までにすませる
- 夕食後は食べ物を口にしない
- 夕食で食べすぎない。特に油ものは控える

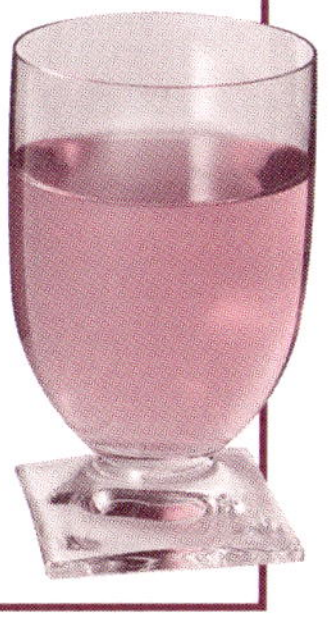

夕食後、水やお茶なら飲んでもよい

幽門を切除した場合は症状が激しい

胃切除後に起こる逆流には、二種類あります。一つは、幽門側胃切除や胃全摘で胃の出口がなくなることで生じるものです。主に胆汁を中心とした十二指腸の内容物が逆流し、消化液はアルカリ性なので症状も強烈です。肺に吸い込むと誤嚥性肺炎を起こし、三八～三九度の高熱を出すこともあります。新たにがんを生じる「二次がん」の危険もあります。

もう一つは幽門を温存した場合の逆流ですが、こちらは比較的軽症です。

要注意の症状②

ひどい腹痛と便秘は腸閉塞を疑う

手術でおなかを切った後は、その創が治る過程で腸が癒着します。癒着のしかたによっては、腸閉塞を引き起こすことがあるため、便通には注意するよう習慣づけましょう。

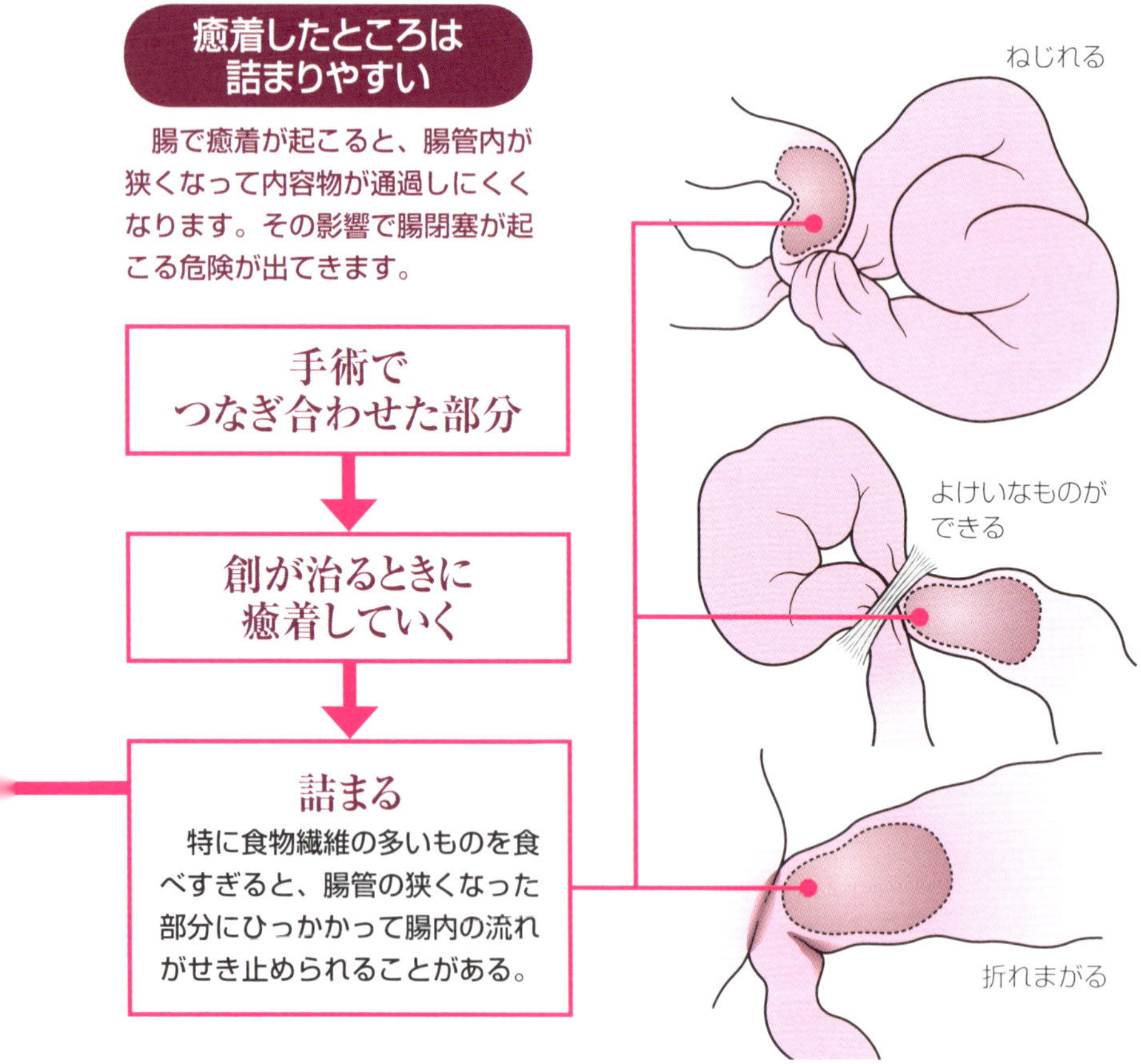

癒着したところは
詰まりやすい
腸で癒着が起こると、腸管内が狭くなって内容物が通過しにくくなります。その影響で腸閉塞が起こる危険が出てきます。
手術で
つなぎ合わせた部分
創が治るときに
癒着していく
詰まる
特に食物繊維の多いものを食べすぎると、腸管の狭くなった部分にひっかかって腸内の流れがせき止められることがある。
ねじれる
よけいなものが
できる
折れまがる

創が治った後の癒着が原因になる

手術で体を切っても創がふさがるのは、つなぎ合わせた組織が癒着していくからです。創が治るうえでは癒着が必要です。ただ、ときには癒着が原因で不具合が生じることがあります。

胃がんの手術後に、癒着によって腸閉塞が起こることがあります。腸管で癒着が起こると部分的に狭くなり、内容物で腸がふさがれてしまいます。癒着のしかたによっては腸がねじれ、血行障害が起こって危険な場合もあります。

術後の腸閉塞のなかには、腹膜に再発したがんが大きくなり、腸を圧迫しているものもあるため、検査で見分けることが重要です。

ふだんから便秘を防ぐなど対策を

開腹手術を受けた人は程度の差はありますが、癒着がみられます。ふだんから排便の状態や腸の動きに注意しましょう。

食物繊維のとりすぎに注意

健康な人なら便秘解消によいが、胃がんの手術を受けた人は要注意。食物繊維の多い食品を一度にたくさん食べないこと

便秘予防のためには体を動かす

適度に体を動かすと、腸の動きもよくなる

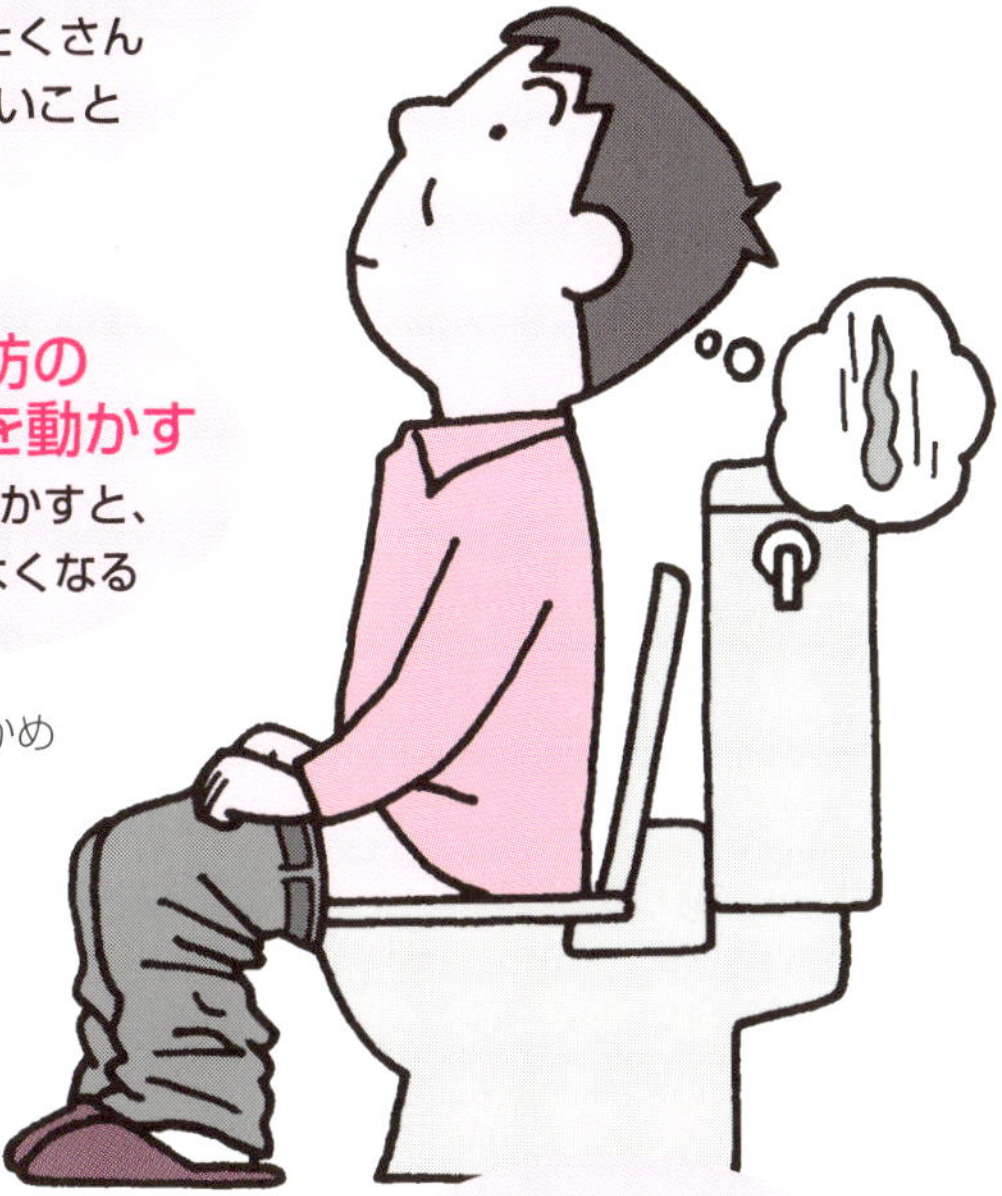

便は少しやわらかめのほうがいい

おかしいと感じたら絶食する

おなかが張るとき、ゴロゴロ鳴っているのに便が出ないときは食事を控え、水分をとりながら様子をみる

注意！ 症状が強いときはすぐ病院へ！

腹痛がおさまらず、便も出ないとき、腹痛とともに吐き気がある、嘔吐したという場合は腸閉塞が疑われるので、大至急病院へ。

腹痛が起こる

たまった内容物で腸管の内圧が上がり、一方でそれを押し流そうと腸の運動が活発になることで腹痛が起こる。きりきりとさし込むような痛みが特徴。

吐き気・嘔吐が起こる

癒着で流れが滞っているため、腸の内容物が戻ってきて、吐き気や嘔吐が起こる。

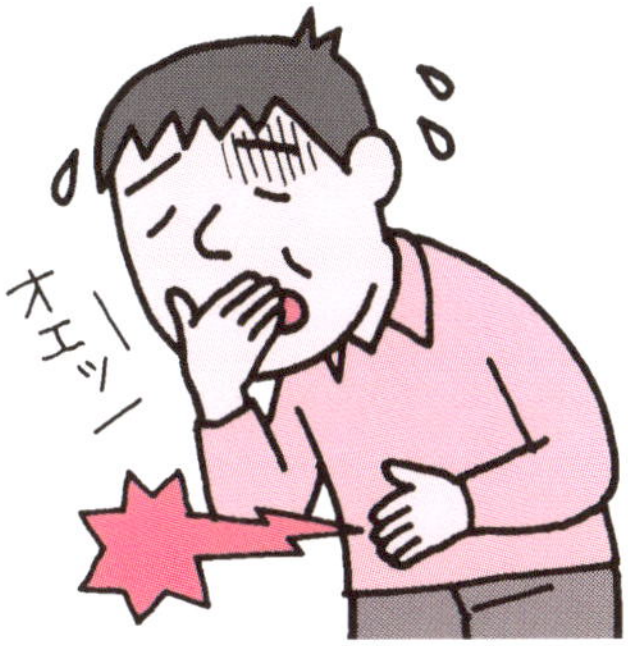

薬物療法や開腹手術も

腸閉塞が起こったときは入院して絶食・点滴のうえ、鼻からチューブを入れ、小腸内の液体を抜き取る処置をする。また、腸が血行障害を起こすほど重症のときは開腹手術が必要。

要注意の症状③

胃の切除後は胆石ができやすくなる

胆石は、胆嚢内にたまった胆汁の成分が固まってできる石です。胃がんで切除手術を受けた人はその影響で胆石ができやすく、重症のときは手術することもあります。

胆嚢にたまった胆汁が濃縮され、結石に

胆汁は胆嚢内にためられており、食事をすると放出されます。しかし、そのしくみが手術で影響を受けてしまうのです。

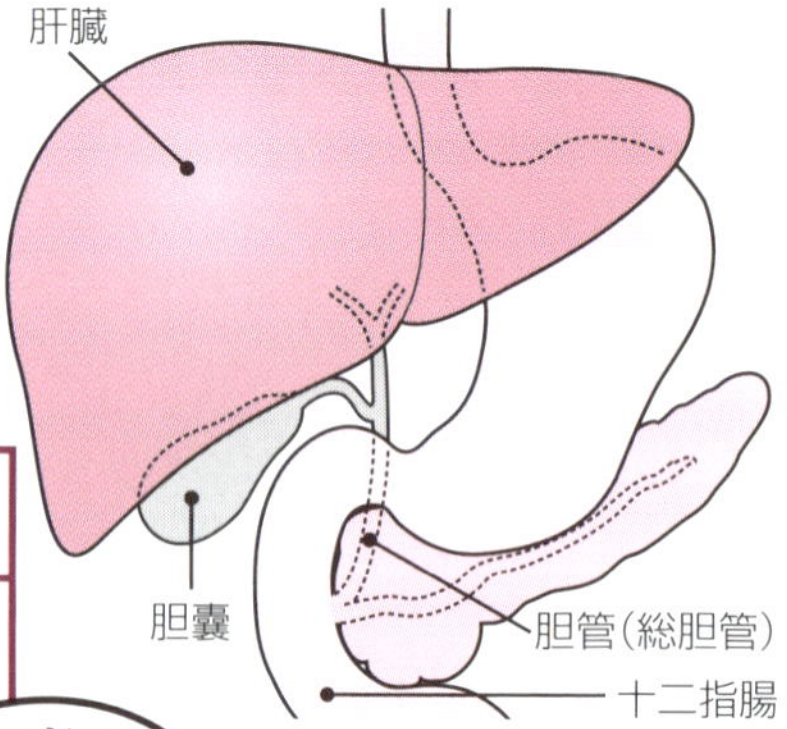

胆汁の流れ

肝臓でつくられる

▼

（胆嚢にためられている）

食事をすると分泌

胆汁の分泌を促すホルモンが出て、肝臓から大量の胆汁が流出する。

▼

（ホルモンの指令で分泌が促される　胆嚢が収縮して胆汁が十二指腸へ放出される）

胆汁の役割は脂肪の消化・吸収

胆汁は主に脂肪の消化・吸収に役立てられる。

▼

再吸収され、肝臓へ

胆汁の大半は腸から再吸収されて、再び肝臓に運ばれる。

▼

排泄される

胆汁の一部は便に混じって排泄される。便の色は主に胆汁の色素によるもの。

手術によってこの2つに影響が

- ●胃の切除手術により神経が切断され、胆嚢の働きが悪くなる。
- ●飲食物が十二指腸を通過するスピードが速く、胆嚢を収縮させるホルモンの分泌が不十分に。

胆汁が胆嚢の中でよどみ、濃縮される

▼

胆石ができる

手術後は胆嚢の動きが悪く、胆汁がよどみやすい

胃の切除をするときは、ほとんどのケースで胆嚢の動きにかかわる神経も切断されます。手術後は胆嚢が十分に収縮しなくなり、たまった胆汁がよどんで結石ができやすくなります。胃切除後に胆石が多いのはこのためです。

ちなみに、神経を温存する幽門保存胃切除術では胆石ができる頻度は一〇%以下です。

広範囲でリンパ節郭清をおこなって胆嚢の神経が完全に切除された場合は、二五～三〇%の頻度で胆石が発生します。そのため、あらかじめ胆嚢を摘出することもあります。

特に胆嚢の近くのリンパ節郭清をおこなうときは、胆嚢を摘出するのが一般的です。

胆石があるとわかったら

胆石があると激しい腹痛（胆石発作）をくり返したり、感染によって胆嚢炎が起こったりします。一方で、胆石があっても無症状のこともあります。

胆石があるが症状はまだない

胆石があっても、サイレントストーンといって症状がない場合もある。

↓

年に1回程度、検査を受けて経過をみる

すぐに治療の必要がなくても、胆石が増えたり、大きくなったりしていないか腹部超音波検査を受けて様子をみる必要がある。

胆嚢に炎症がある、または総胆管に結石がある

激しい症状が出ていなくても、超音波検査で胆嚢の炎症や総胆管に結石があることがわかった。

●症状が出ている

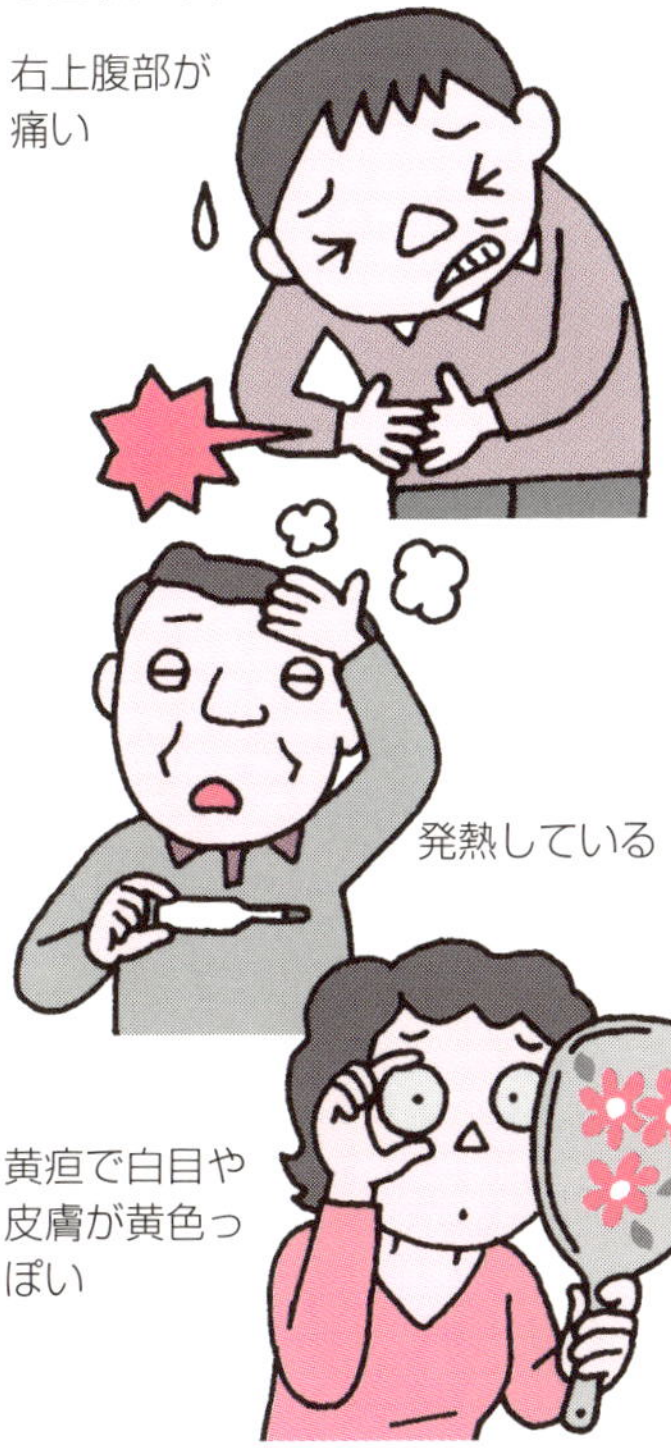

右上腹部が痛い
発熱している
黄疸で白目や皮膚が黄色っぽい

↓

胆嚢を摘出する手術を

胆石があって症状が出ているとき、結石が総胆管にあるときは手術を検討する。ただし、胃がんの手術後は癒着が起きている可能性が高く、腹腔鏡による摘出手術はできないことが多い。この場合は開腹手術になる。なお、胆嚢を摘出しても胆汁は直接十二指腸に流れるので問題ない。

要注意の症状④

やせていても糖尿病になることがある

胃の切除後は体重が減り、やせてくるので糖尿病の心配はなくなると思うかもしれません。ところが逆に、手術の影響で糖尿病を発症しやすくなることがあります。

手術の影響で血糖値が下がりにくくなる

糖尿病は、膵臓から分泌されるインスリンというホルモンの効きが悪くなったり、分泌量が減ることが原因です。ほとんどが体質や生活習慣によって発症しますが、胃がんの術後になることもあります。

通常は

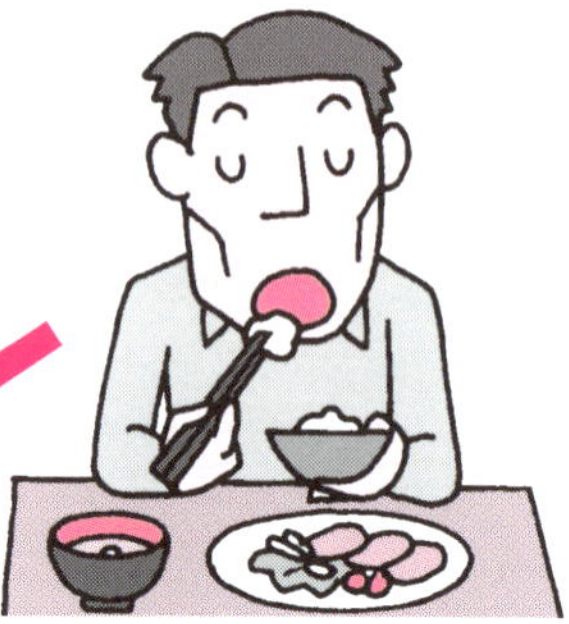

食事をした直後には血糖値が高くなる。

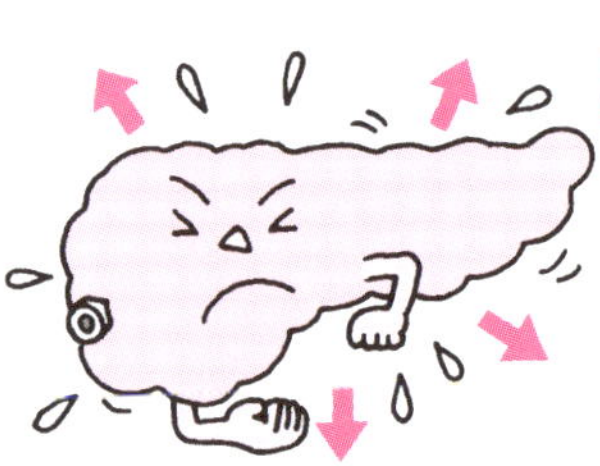

膵臓から分泌されるインスリンの働きによって、血糖は肝臓や筋肉にグリコーゲンとして蓄えられるので、血糖値が下がる。

しかし、胃の切除後は

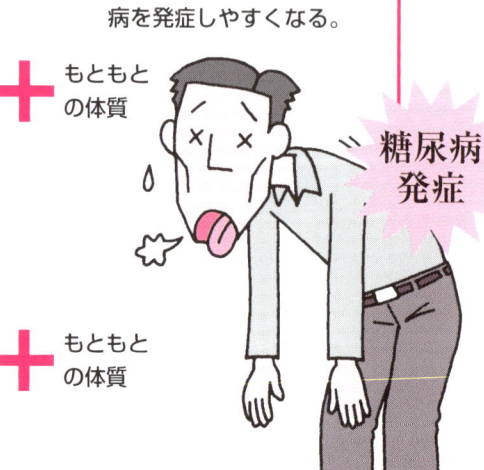

もともとの体質に加えて胃を切除したことで、糖尿病を発症しやすくなる。

ダンピング症状による血糖値の急変動

食べたものを一時的にためておく胃がないので、食後に異常な高血糖がくり返される。膵臓が疲弊し、インスリンの分泌量が減る。

＋ もともとの体質

膵臓の一部を切除したことによるインスリン不足

手術で膵臓の一部を切除すると、インスリンを分泌する組織が減る。そのためインスリンの分泌量が減って血糖値が下がりにくくなる。

＋ もともとの体質

胃の切除で改善する人と発症する人がいる

胃を切除した後は、栄養の吸収力が約七割に低下するため、自然にカロリー制限することになります。アメリカでは糖尿病の治療に胃を全摘することもあるほどですから、手術前に糖尿病ぎみだった人は胃切除の影響で血糖値が改善することもあります。

一方、手術で膵臓の一部を切除したために、インスリンの分泌量や効きが低下して、糖尿病を発症する人もいます。胃全摘や幽門側胃切除などの手術を受けた人は、ダンピング症状によって食後に血糖値の急上昇や急降下が起こりやすくなります。

もともと体質的にインスリンを分泌する働きが悪い人は、食事のたびに異常な高血糖をくり返すと、膵臓に強い負担がかかります。その結果、膵臓が疲弊して糖尿病を発症しやすくなるのです。

定期的な検査で早期発見し、治療を

高血糖の状態が長く続くと全身の血管や神経が傷つけられ、糖尿病の合併症の危険も出てきます。

高血糖でも初めのうちはほとんど自覚症状がありません。血液検査で定期的にチェックすることが大切です。手術後の経過観察は、このように糖尿病を早期に発見する目的もあるのです。

治療は胃がある人と同じ

糖尿病を発症した、あるいは血糖値が高めと指摘されたら治療が必要です。基本的に胃がある人と同じ治療をおこないます。なお、胃を切った人は食事の3時間ほど後に低血糖を起こしやすいので注意が必要です。

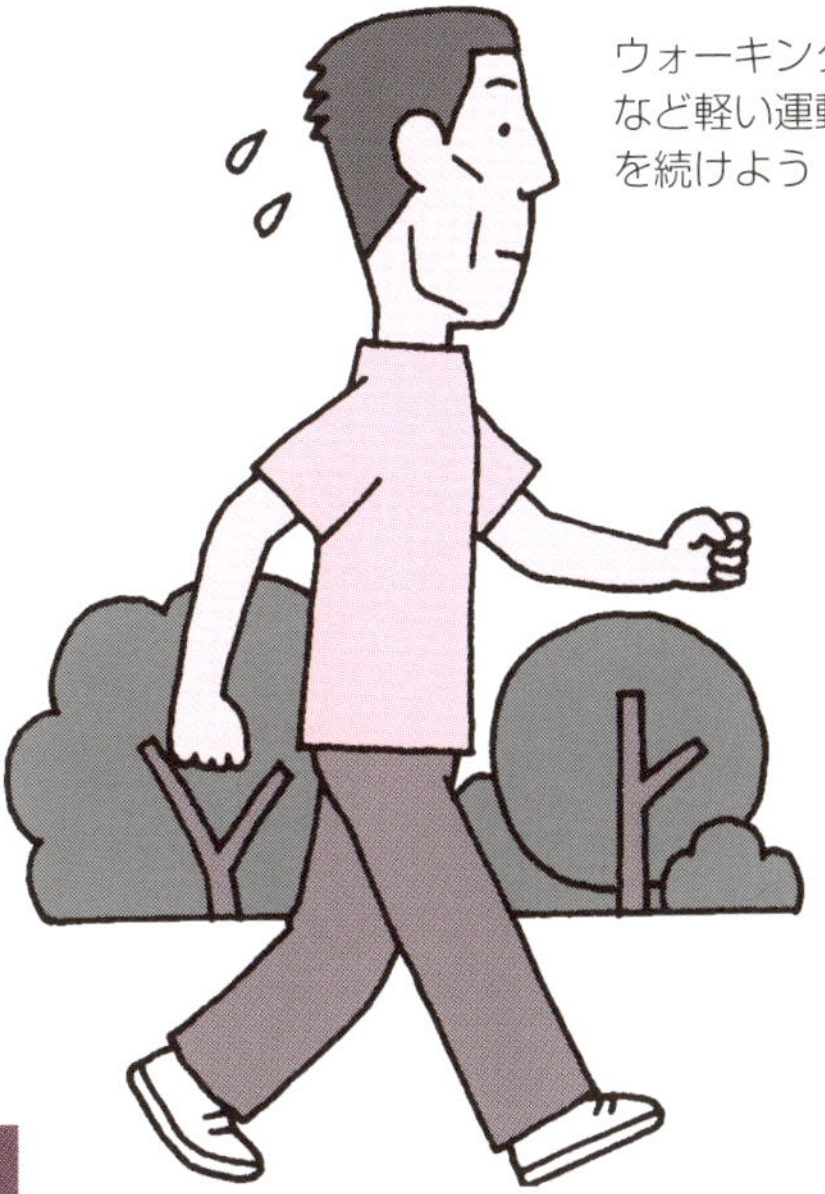

ウォーキングなど軽い運動を続けよう

食事療法

適正カロリーを守り、食べすぎないことが第一。偏食をなくし、栄養バランスをとる。

運動療法

血糖値を下げるには運動が必須。運動を続けると血糖値が下がりやすくなる。

薬物療法

食事と運動で血糖値をコントロールできないときは、血糖値を下げる薬やインスリン注射を使う。

基準値を目標にコントロールを

- 空腹時血糖値：110 mg/dl未満をめざす
- ヘモグロビンA1c（NGSP値）：血糖の正常化をめざすなら6.0％未満、合併症予防なら7.0％未満をめざす

再発に備える

自分が納得できる生き方を選ぶことが大切

手術が無事に成功しても、がんという病気の性質上、再発の不安はつきまといます。再発におびえて暮らすのはもうやめましょう。自分が納得する生き方を選ぶことで、心を強く保てます。

悔いなく生きることが備えとなる

手術後の化学療法によって再発のリスクが下がることが明らかになるなど、以前に比べると治療成績は向上しています。また、手術ができないケースでも使える新薬も登場しています。

しかし、こうした治療法をもってしても、残念ながら完全に再発を防ぐことはできません。

不安を取り除くのは簡単ではありませんが、毎日を精一杯すごすこと、そして定期的に検査を受けて再発の徴候をできるだけ早く発見することが将来への備えになるはずです。もし再発しても、元気があるうちなら、納得できる人生を選択することも可能です。

胃がんの再発で多いもの

手術でがんを切除し、術後化学療法をおこなっても再発する可能性はあります。再発がんの多くは全身のあちこちに発生するため、再手術で取りきるのは難しいといえます。

がん性腹膜炎（腹膜再発）

再発で最も頻度が高い。胃の外側の壁にがんが飛び出した場合、がん細胞の種がまき散らされたようにおなか全体に広がり手術後に大きくなったもの。

肝転移

がん細胞が血液の流れによって肝臓に運ばれ、そこで増殖したもの。

リンパ節転移

郭清しなかったリンパ節に潜んでいたがん細胞が増殖したもの。

残胃がん

胃の一部を残したとき、吻合部などに再発が起こるもの。胃全摘では、食道と小腸のつなぎ目に発生する。がんから十分に離れた部位で切除すれば、ほぼ再発の心配はない。

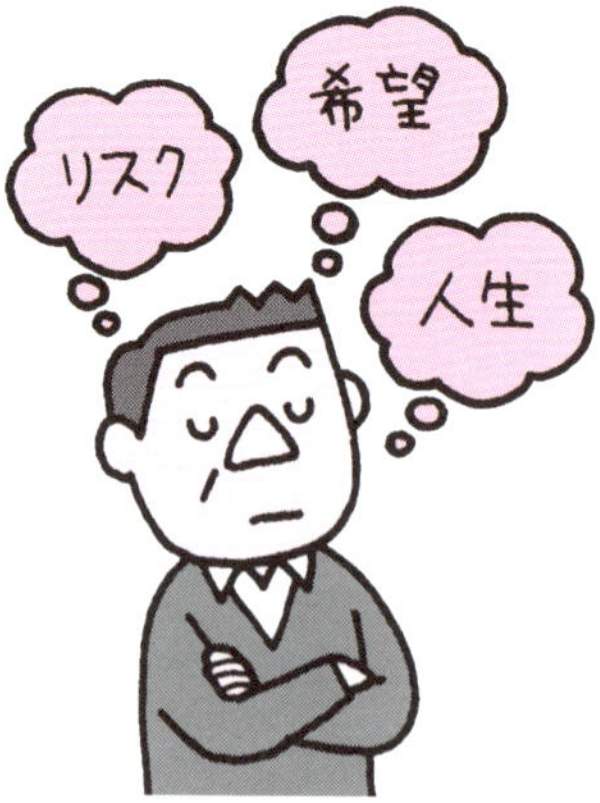

再発しても、すぐに致命的な状態になるわけではない。今後の治療は主治医と相談を

もしもに備えて心がけたいこと

少しでも不安を軽くするには、今できることに集中するのもよい方法です。

定期的な通院

再発も早い段階であれば、治療や対策の選択肢が広がる。それには早期発見が必須。少なくとも手術後５年間は定期的に経過をみていく

ライフスタイルの見直し

がんの発生には生活習慣が大きく関与しているため、これまでの生活を見直し、改善する。仕事ひとすじの生活やストレスの多い環境を変えるなど、思いきって方向転換するのもよい

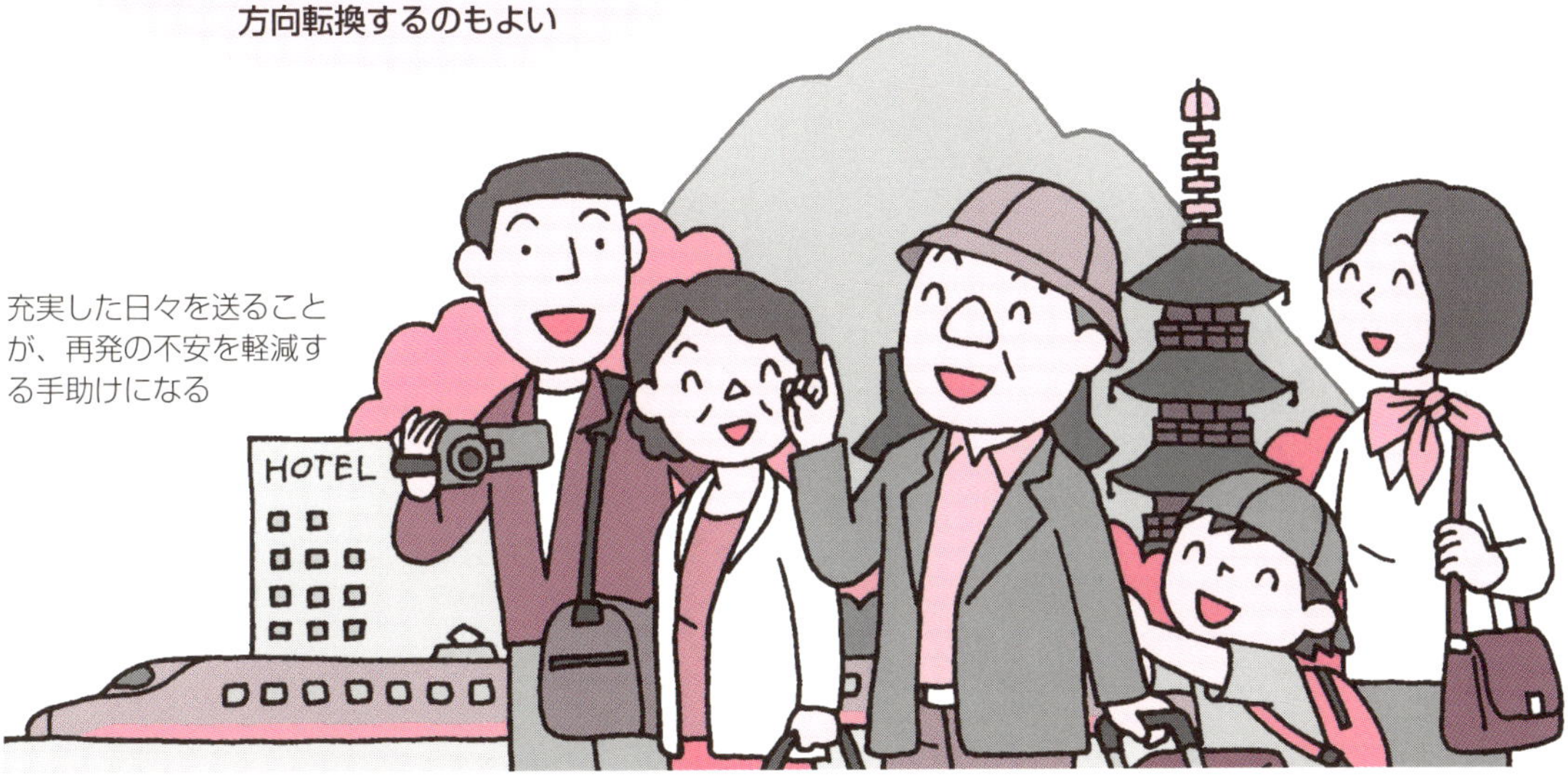

充実した日々を送ることが、再発の不安を軽減する手助けになる

やりたいことをやる、将来の計画を少し前倒しにする

趣味でも仕事でも、やりたいことがあれば先延ばしにしないで、どんどんチャレンジ。旅行も体力があるときに行こう

異変に気づいたときはすぐに受診する

定期的な通院のほか、体調の変化など、なにか異変に気がついたときは、次の定期検査まで待たずにすぐに受診する

COLUMN

家族へ：「うつ」には専門医のケアが必要なことも

がんにかかると不安でいっぱい

胃がんを告知され、不安とたたかいながら手術や術後の化学療法など一連の治療を終えても、気持ちを切り替えてすぐに前向きになれる人ばかりとはかぎりません。

再発の不安もある以上、そんなに簡単なことではないのです。

治療や今後への不安を訴えたり、ふさぎ込んだりしているときは家族が注意して見守りましょう。むやみに励ますのではなく、本人の話によく耳を傾け、寄り添うことが大切です。

緩和ケアチームに相談してみる

家族の対応では本人の落ち込みが改善されず、無気力や無感動の状態が続くときは、うつ病を発症していることが考えられます。

この場合は専門家の治療が必要です。うつ病には薬物療法が効果的です。まずは、緩和ケア担当の医師や看護師に相談してみましょう。遠方で通院が大変なら、かかりつけ医や近くの精神科クリニックでもかまいません。本人が受診したがらないときは、家族が代わりに相談してもよいでしょう。

こんなときは相談を

- よく眠れていない（早朝に目が覚める）
- なにもしない、したがらない
- なにをしても楽しくなさそう
- 食欲がない　など

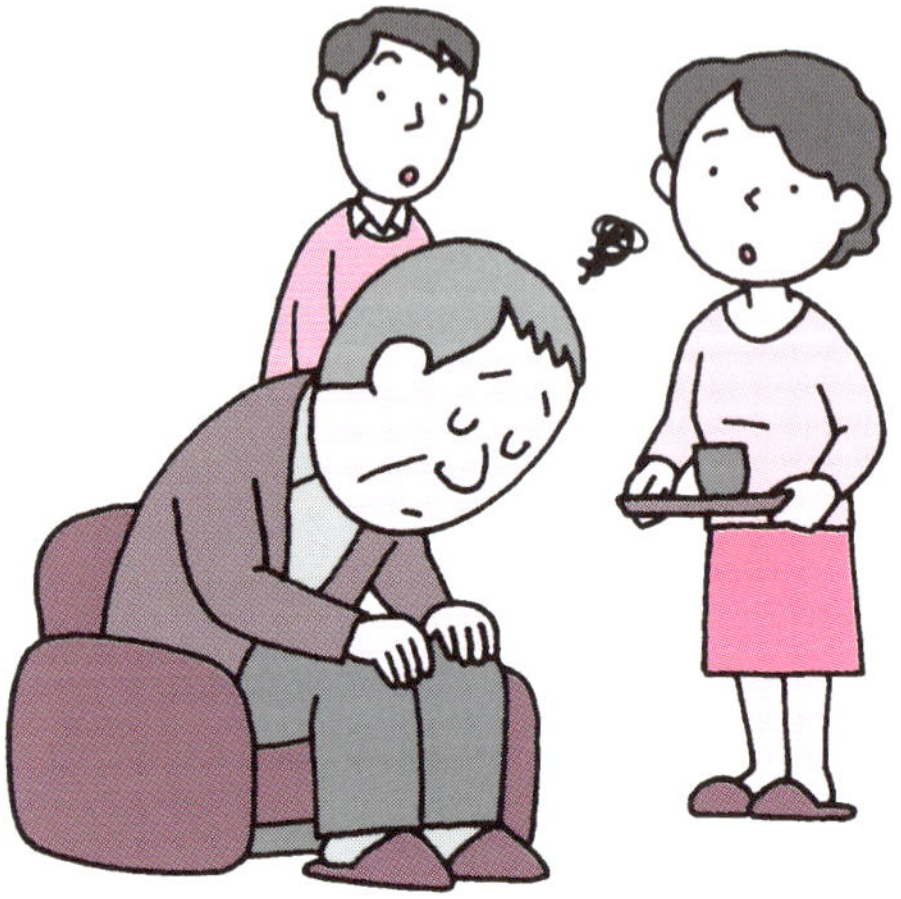

うつ病は早めの治療が肝心。家族が説得して受診を促そう

健康ライブラリー イラスト版

胃《い》がん 完《かん》治《ち》をめざす 最《さい》新《しん》治《ち》療《りょう》ガイド

2016年7月11日 第1刷発行

監 修	佐野 武（さの・たけし）
発行者	鈴木 哲
発行所	株式会社講談社
	東京都文京区音羽二丁目12-21
	郵便番号 112-8001
	電話番号 編集 03-5395-3560
	販売 03-5395-4415
	業務 03-5395-3615
印刷所	凸版印刷株式会社
製本所	株式会社若林製本工場

N.D.C. 493 98p 21cm

ISBN978-4-06-259805-7

■監修者プロフィール

佐野 武（さの・たけし）

がん研有明病院副院長。同消化器センター長。1980年東京大学医学部卒。東京大学医学部附属病院第一外科、静岡県焼津市立総合病院などを経て、93年より国立がんセンター中央病院外科、96年より同医長、2007年より同部長。08年より現職。日本胃癌学会理事、国際胃癌学会事務局長。英国外科医師会「D２胃切除講座」講師。自らを「スポークスマン」と任じ、世界各国に胃がんの手術を指導している。その技術力は日本のみならず、世界でも注目される。『Gastric Cancer』（Springer）編集、『胃がん手術後の生活読本』（主婦と生活社）の監修書などがある。

■参考資料

『新版 防ぐ、治す 胃ガンの最新治療』笹子三津留監修（講談社）

『胃がん 改訂版』笹子三津留編（医薬ジャーナル社）

『病気がみえる vol.1 消化器』医療情報科学研究所編（メディックメディア）

『胃がん 手術後の生活読本』佐野武監修（主婦と生活社）

『よくわかる最新医学 胃がんの最新治療』比企直樹著（主婦の友社）

がんの冊子 各種がんシリーズ『胃がん』国立がん研究センターがん対策情報センター編集

『もっと知ってほしい胃がんのこと』笹子三津留・寺島雅典・朴成和監修（NPO法人キャンサーネットジャパン）

『胃癌治療ガイドライン 2014年５月改訂 第４版』日本胃癌学会編（金原出版）

『胃癌取扱い規約』日本胃癌学会編（金原出版）

●編集協力 オフィス201（新保寛子） 重信真奈美
●カバーデザイン 松本 桂
●カバーイラスト 長谷川貴子
●本文デザイン 勝木デザイン
●本文イラスト 松本剛 千田和幸